Dʳ Paul SOUBEYRAN

Ancien Interne des Hôpitaux de Montpellier
et de la Maternité (nˢ 1 concours 1899)
Ancien Externe des Hôpitaux (concours 1896)
Lauréat de la Faculté de Médecine
Médailles d'argent (concours 1895 et 1896)
Mention très honorable (concours 1897)

REVUE GÉNÉRALE

DE

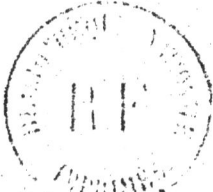

L'EMPYÈME DES CELLULES ETHMOÏDALES

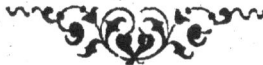

MONTPELLIER — 1900

IMPR. DELORD-BOEHM ET MARTIAL

REVUE GÉNÉRALE

DE

L'EMPYÈME DES CELLULES ETHMOÏDALES

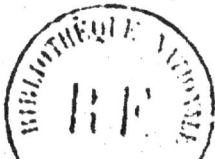

PAR

Le Dr Paul SOUBEYRAN

Ancien Interne des Hôpitaux de Montpellier
et de la Maternité (N° 1, Concours 1898)
Ancien Externe des Hôpitaux (Concours 1896)
Lauréat de la Faculté de Médecine
(Médailles d'argent, Concours 1895 et 1896)
Mention très honorable, Concours 1897

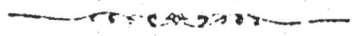

MONTPELLIER
IMPRIMERIE DELORD-BOEHM et MARTIAL
ÉDITEURS DU NOUVEAU MONTPELLIER MÉDICAL

1900

A MON PÈRE

P. SOUBEYRAN

A MA MÈRE

P. Soubeyran

MEIS ET AMICIS

P. SOUBEYRAN

AVANT-PROPOS

A la Faculté, deux maîtres ont exercé sur nous par leurs conseils éclairés et leurs conférences privées une heureuse influence, ce sont MM. les professeurs Ducamp et de Rouville, qui nous ont dirigé dans la préparation des concours. Nous leur témoignons ici toute notre reconnaissance.

Dans les hôpitaux de Montpellier, nous avons été l'externe de MM. les professeurs Truc, Tédenat, Carrieu, puis l'interne de M. le médecin principal Bablon et de MM. les professeurs Baumel, Truc, Estor, Grasset et Grynfeltt.

Nous remercions ces maîtres pour leur enseignement, et plus particulièrement celui qui a bien voulu accepter la présidence de cette thèse.

Enfin nous ne saurions oublier deux amis dévoués, les docteurs Ardin-Delteil et Guiraud, dont les bons avis nous ont été souvent profitables.

DE

L'EMPYÈME DES CELLULES ETHMOÏDALES

INTRODUCTION

Pendant que nous étions interne à la clinique ophtalmologique de l'hôpital Saint-Charles, nous avons eu la bonne fortune d'observer un malade atteint d'empyème des cellules ethmoïdales avec retentissement du côté de l'orbite. A son sujet nous nous livrâmes à des recherches sur cette maladie, qui certes n'est pas nouvelle, mais dont l'histoire est récente.

Si des observations déjà en nombre assez notable ont été publiées depuis que l'attention a été attirée sur ces sinusites, on peut dire qu'il existe peu de travaux jusqu'ici donnant une vue d'ensemble de cette affection, aussi avons-nous pensé qu'une étude générale, conduite avec méthode, ne serait pas sans intérêt.

Ce travail est précédé de quelques considérations anatomiques sur les cellules ethmoïdales ; nous les avons crues indispensables pour expliquer l'apparition des symptômes et la marche des complications ; pour cela nous avons mis à contribution l'excellent travail que le professeur Mouret a bien voulu nous communiquer en même temps qu'il nous prodiguait ses conseils éclairés. Cela fait, nous avons abordé les différents chapitres de l'histoire clinique de l'empyème ethmoïdal.

Enfin nous avons cru devoir faire suivre ce travail de l'observation qui nous est personnelle.

CHAPITRE PREMIER.

Historique.

Le professeur Viennois Zuckerkandl, qui a si bien étudié l'anatomie des fosses nasales et des cavités annexées, écrivait en 1892 : «L'empyème des cellules ethmoïdales me semble très rare, je n'en ai vu qu'un cas et la littérature médicale n'en mentionne que peu d'exemples». Il suffit aujourd'hui de parcourir cette même littérature pour voir combien les observations sont devenues nombreuses.

Les auteurs classiques sont très peu documentés sur la question des ethmoïdites suppurées, les uns les passent sous silence (Abadie, Meyer, Galezowski, de Wecker et Landolt), les autres, Fuchs, Panas, en parlent à peine.

Le premier travail important fut publié par Grünwald, en 1895[1]; cet auteur montra comment ces suppurations succèdent en général aux infections d'origine nasale, et en établit une bonne classification.

En France, Panas et Rohmer, dans les comptes rendus de la Société ophtalmologique de 1895, attirèrent l'attention sur les complications oculaires si fréquentes dans ces sortes de

---

[1] Leçons sur les suppurations nasales avec considérations particulières sur les affections des sinus sphénoïdaux et ethmoïdaux par Grünwald (Munschen und Leipzig, 1895).

sinusites. Ranglaret, dans sa thèse de 1896, fixa bien l'anatomie et la pathologie des cellules ethmoïdales. Mouret, au Congrès de rhinologie de 1898, présenta une bonne étude sur la disposition anatomique des cavité ethmoïdales. Enfin signalons l'excellent travail de Vieusse[1] sur les complications orbitaires des ethmoïdites, l'article du traité de Le Dentu et Delbet et les leçons publiées par Luc[2] sur la suppuration des cavités accessoires des fosses nasales.

En Allemagne, Flatau, Winkler, Heyman, Hajek, Baumgarten ont publié des observations assez nombreuses de sinusites ethmoïdales.

En Amérique, nous citerons les noms de Grevelle, Mac Donald, Bosworth, Gruening et surtout de Bryan[3].

En Angleterre, nous signalons les travaux de Spencer Watson, Woax et Lennox Brown, Semon, Stewart, Mackensie.

---

[1] Vieusse ; Complications orbitaires de l'empyème ethmoïdal. Bulletin d'ophtalmologie, 1898-99.

[2] Luc ; Leçons sur les suppurations de l'oreille moyenne et des cavités accessoires des fosses nasales, par H. Luc, 1900.

[3] Bryan, Ethmoïdites suppurées. Association le laryng. américaine (Annales des maladies du larynx, 1892).

CHAPITRE II

Anatomie des masses latérales de l'ethmoïde

A la lame horizontale de l'ethmoïde sont suspendues de chaque côté de la ligne médiane des masses cubiques qui constituent les deux masses latérales : on les appelle encore labyrinthes ethmoïdaux.

Chacun d'eux est un organe creux, renfermant des cellules, compris entre la cavité orbitaire en dehors et la moitié supérieure des fosses nasales en dedans. En arrière le labyrinthe fait suite au sinus sphénoïdal, en avant il se continue avec le sinus frontal, enfin en bas il repose sur le sinus maxillaire : on peut donc le considérer dans son ensemble comme un véritable trait d'union entre les trois principaux sinus de la face.

On lui décrit six faces, que l'on distingue : en antérieure, postérieure, supérieure, inférieure, interne, externe.

FACE ANTÉRIEURE

C'est la plus petite des faces, elle regarde en avant et en dehors et mérite le nom d'antéro-externe (Mouret) ; elle est fermée par trois os qui sont, en allant de dedans en dehors, et d'avant en arrière, l'os propre du nez, la branche montante

du maxillaire supérieur, l'os unguis.— Faisons remarquer
que ces os ne se bornent pas à fermer les cellules ethmoïdales, ils entrent également dans leur formation et augmentent
leur volume.

Face postérieure — Rapport avec le sinus sphénoïdal

Quadrilatère, elle s'articule avec la face antérieure du
sphénoïde et l'apophyse orbitaire du palatin. — Au niveau
de l'union du sphénoïde et de l'ethmoïde on trouve un sillon:
le recessus sphéno-ethmoïdal, où s'ouvre l'orifice du sinus
sphénoïdal.— Quand ce recessus manque, la cellule ethmoïdale postérieure passe directement dans le sinus sphénoïdal.
Il est à remarquer que plus les cellules postérieure sont volumineuses et nombreuses, plus le sinus sphénoïdal est petit
et réciproquement..

On trouve encore sur cette face l'extrémité des cornets et
des méats supérieurs et moyens.

Face supérieure — Rapport avec l'encéphale

Elle nous présente des demi-cellules que complètent les
demi-cellules correspondantes du frontal.

On y voit en outre deux gouttières transversales, qu'on
appelle les conduits orbitaires internes: le conduit antérieur livre passage au nerf nasal interne et à l'artère ethmoïdale antérieure: le conduit postérieur au nerf ethmoïdal de
Luschka et à l'artère ethmoïdale postérieure.

De chaque côté de l'apophyse crista-galli se trouve une
cellule large à sa partie supérieure, mais qui se rétrécit
en descendant, c'est l'*infundibulum*, qui est coiffé en haut

par l'ouverture du sinus frontal et qui s'ouvre en bas dans le méat moyen.

En somme, on voit que la base du frontal sépare du cerveau les cellules les plus supérieures. Les deux tables osseuses, quoique minces, le sont beaucoup moins que celles de la lame papyracée et doivent mieux résister dans la propagation des inflammations ethmoïdales aux méninges.

Face inférieure — Rapport avec le sinus maxillaire

Elle est limitée par le bord inférieur du cornet moyen et le méat moyen. On y trouve, lorsqu'on regarde, un ethmoïde renversé :

1° Le bord inférieur du cornet moyen en-dedans.

2° Le méat moyen.

3° Une surface rugueuse s'articulant avec le maxillaire supérieur.

4° La terminaison de la gouttière de l'Infundibulum et de la gouttière rétro-bullaire.

5° Une lamelle osseuse : l'apophyse uniforme qui vient s'articuler avec le cornet inférieur.

C'est là l'opinion classique. Il serait peut-être plus exact de décrire un bord inférieur, au lieu d'une face inférieure, la plupart des organes cités appartenant plutôt à la face interne, M. Mouret considérerait volontiers ce bord comme limité à la surface articulaire avec le maxillaire supérieur.

Les cellules ethmoïdales les plus inférieures sont séparées du sinus maxillaire par une cloison assez épaisse offrant une grande résistance à la propagation des inflammations d'une cavité à l'autre.

FACE INTERNE — RAPPORT AVEC LES FOSSES NASALES

Elle est complexe et constitue la plus grande partie de la paroi externe des fosses nasales. Nous y rencontrons, en allant du haut en bas :

1° Le cornet supérieur et le quatrième cornet quand il existe.

2° Le méat supérieur.

3° Le cornet moyen.

4° Le méat moyen dans sa portion purement ethmoïdale.

Cornet supérieur (Cornet de Morgagni). Il mesure, d'après Zuckerkandl 20 millim. de long et 5 à 13 millim. de large. Sa face supérieure est convexe; sa face inférieure concave, entre dans la constitution du méat supérieur. Son bord libre se perd en avant sur la paroi nasale, en arrière sur le corps du sphénoïde. Fréquemment, on observe un ou deux cornets supplémentaires plus petits placés au-dessous du cornet supérieur, cachés par lui quelquefois et divisant le méat supérieur en deux ou trois étages secondaires.

2° *Méat supérieur.* Il commence un peu en arrière de l'agger nasi, au-dessus du cornet moyen et se trouve compris entre la face inférieure du cornet supérieur en haut, et la face supérieure du cornet moyen en bas.— En arrière se trouve le sphénoïde, en avant la paroi externe des fosses nasales, avec laquelle il se continue.

Sa forme est ovalaire, à grand axe antéro-postérieur, son volume est en raison inverse de celui des cellules ethmoïdales correspondantes : on a pu le voir limité par l'os planum, dans un cas où il y avait une seule cellule ethmoïdale postérieure, (Ranglaret). A sa partie antérieure on trouve les 2 ou 3 orifices des cellules postérieures, ces orifices sont plus grands que pour les cellules antérieures.

3° *Cornet moyen* (Cornet ethmoïdal inférieur de Zuckerkandl).

Ce cornet, plus volumineux que le précédent, possède comme lui deux faces, deux bords et deux extrémités. — Parfois, dans son épaisseur se trouve une petite cellule (3 fois sur 100) — Il recouvre un grand nombre d'orifices : son hypertrophie gênera donc l'écoulement qui se produit par ces orifices. — Lorsque sa face externe s'hypertrophie, elle s'applique contre la cloison des fosses nasales : l'écoulement des liquides déversés dans le méat supérieur sera gêné. De là le nom d'*opercule des fosses nasales* donné par Zuckerkandl à la partie la plus saillante de son bord inférieur.

4° *Méat moyen*. — Il nous intéresse par sa portion moyenne, qui est formée par l'ethmoïde. Pour bien voir ce méat, il faut scier le cornet moyen et sa ligne d'insertion nous apparaît d'abord horizontale en arrière, puis ascendante, enfin elle redevient horizontale en avant — Ce méat renferme des saillies et des gouttières.

Parmi les saillies nous avons : l'agger nasi suivi, de l'apophyse unciforme, et la bulle ethmoïdale. Parmi les gouttières : la gouttière de l'Infundibulum, et la gouttière rétrobullaire (Mouret).

L'*agger nasi* est une petite saillie osseuse, située à la partie antérieure de ce méat.

L'*apophyse unciforme* qui lui fait suite nous est connue.

La *bulle ethmoïdale* se trouve entre les deux gouttières précitées : Zoja l'appelle *promontoire des fosses nasales*. Sa forme et son volume sont extrêmement variables ; ovoïde allongé dans le sens antéro-postérieur, elle peut quelquefois

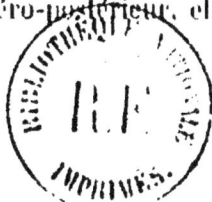

2

se réduire à une simple crête. Zuckerkandl la considère comme un cornet avorté, dont les variations de volume entraînent des variations inverses pour les gouttières qui la contournent. Sa présence est constante (Testut) ; elle semble diviser le méat moyen en deux autres méats secondaires représentés par les gouttières dont nous allons nous occuper.

La gouttière de l'infundibulum a reçu divers noms : *hiatus semi-lunaire* de Zuckerkandl, *canal frontal* de Poirier, *canal fronto-nasal* de Raugé. [1]

Située en avant de la bulle, elle offre deux berges : la berge inférieure est formée par l'apophyse unciforme, la berge supérieure par le promontoire de Zoja. Cette gouttière aboutit en bas à l'orifice du sinus maxillaire.

Dans ce canal s'ouvrent des orifices nombreux. Tantôt il est *simple* et donne accès au stylet dans le sinus frontal, tandis que sur sa paroi s'ouvrent les cellules ethmoïdales antérieures ; tantôt il est *double* par suite d'un cloisonnement : l'un des conduits va alors dans le sinus frontal, dans l'autre s'ouvrent les cellules seules.

La gouttière rétro-bullaire se dirige en bas et en arrière, elle forme avec la précédente un V ouvert en bas ; elle est limitée en haut par le cornet moyen, en bas par la bulle, elle est moins considérable que la précédente.

On y trouve les orifices d'un deuxième groupe de cellules ethmoïdales antérieures et celui de la bulle ethmoïdale.

FACE EXTERNE. — RAPPORT AVEC LA CAVITÉ ORBITAIRE.

Elle porte les noms d'*os planum*, de *lame papyracée*, plane et lisse, elle fait partie de l'orbite. De forme quadrilatère, elle s'articule en haut avec le frontal, en bas avec le maxil-

---

[1] Raugé ; L'Infundibulum et les orifices des sinus, 1895. Congrès de Rome.

laire supérieur, en avant avec l'os unguis, en arrière avec le palatin et le sphénoïde.

Ces rapports vont nous permettre de comprendre la possibilité de la transmission des infections ethmoïdales à la cavité orbitaire.

A l'état normal, toutes les cellules sont fermées du côté de l'orbite, mais cette occlusion est délicate, le moindre choc brise facilement sur le squelette la mince lamelle osseuse. L'os planum n'est pas le seul à fermer ces cellules du côté de l'orbite : les os voisins déjà énumérés y contribuent pour une part considérable, les cellules empiètent par conséquent sur les angles supérieur et inférieur de l'orbite.

Pour étudier ces cellules, il suffit d'enlever avec un fin ciseau la lamelle papyracée, et l'on voit les divers groupes que nous aurons à étudier.

LES CELLULES ETHMOÏDALES.

Définition. — Ce sont de petites cavités creusées aux dépens des masses latérales.

Sur l'ethmoïde isolé, ce sont des cavités ouvertes, des gouttières, qui sont fermées par les cavités analogues des os voisins quand l'ethmoïde est en place. On les a divisées depuis longtemps en cellules antérieures et cellules postérieures.

Dimensions. — Leur volume est extrêmement variable ; les cellules postérieures sont moins nombreuses et plus volumineuses que les cellules antérieures. Ranglaret évalue leur contenu total à 8 ou 10 c. cubes.

Nombre. — Très variable : 8 à 12.

Forme. — Elles sont tantôt arrondies, tantôt anguleuses

avec des prolongements et des cloisons irrégulières. Une
muqueuse lisse les revêt.

Orifices. — En nombre moins grand que les cellules, ils
peuvent communiquer directement avec les fosses nasales.
ou bien s'ouvrir dans leur intérieur soit par un canal étroit
et allongé, soit par un véritable vestibule.

SYSTÉMATISATION DES CELLULES ETHMOÏDALES. — L'opinion
classique consiste à admettre deux groupes : le groupe antérieur, qui s'ouvre dans le méat moyen, le groupe postérieur,
qui s'ouvre dans le méat supérieur ; mais « dans ces deux
groupes, dit M. Mouret [1], il y a des cellules uniquement
creusées dans l'ethmoïde, les autres sont creusées à la fois
dans l'ethmoïde et les os voisins, constituant ainsi des sous-
groupes ».

Voici le groupement schématisé qui ressort du travail de
cet auteur :

CELLULES ETHMOÏDALES POSTÉRIEURES.

	Bulle ethmoïdale.	
CELLULES ETHMOÏDALES ANTÉRIEURES.	Cellules ethmoïdo-frontales	Infundibulum. Cellules retro-infundibulaires.
	Cellules ethmoïdo-ung.	

Cellules ethmoïdales postérieures. — Indépendantes les
unes des autres, elles sont au nombre de 3 à 6, et s'ouvrent
dans le méat supérieur et dans le méat du quatrième cornet
quand celui-ci existe.

Elles sont fermées en haut par le frontal, en arrière par
le sphénoïde, en bas par le maxillaire supérieur et l'apophyse
orbitaire du palatin.

[1] Mouret ; Anatomie des cellules ethmoïdales, 1898. Congrès français d'otologie,
de laryngologie et de rhinologie.

Cellules ethmoïdales antérieures. — Nous connaissons déjà leur groupement.

Bulle. — La bulle est formée par une grande cellule incomplètement cloisonnée, s'étendant en dehors jusqu'à l'os planum. Son orifice s'ouvre dans la gouttière rétrobullaire; elle ne communique jamais avec les autres cellules.

Cellules ethmoïdo-frontales. Infundibulum. — Howard Lothrop, de Boston, appelle cette cellule : *bulle frontale*; la saillie qu'elle forme constitue, avec la paroi postérieure du sinus frontal, l'angle fronto-ethmoïdal, dont Luc signale l'importance au point de vue opératoire. Sa base s'ouvre dans le sinus frontal, son sommet aboutit à la gouttière de l'infundibulum.

Cellules rétro-infundibulaires. — Au nombre d'une ou deux, ces cellules séparent l'infundibulum du groupe postérieur.

Cellules ethmoïdo unguéales. — Ces cellules sont comprises entre l'unguis et la saillie de l'agger nasi.

Orifice des cellules antérieures. — Ces cellules s'ouvrent dans le méat moyen; l'infundibulum se continue par une gouttière au niveau de la ligne d'insertion du cornet moyen; le groupe ethmo-unguéal s'ouvre non pas dans le col de l'infundibulum, mais plus bas, en pleine gouttière infundibulaire (Mouret).

Le groupe rétro-infundibulaire s'ouvre dans la gouttière rétro-bullaire.

Indépendance de ces cellules. — Ces cellules ne communiquent pas entre elles et s'ouvrent isolément dans la cavité nasale ; la preuve en est dans ce fait, qu'une injection poussée par le sinus frontal et l'infundibulum ne pénètre que dans les cellules les plus antérieures.

Notons seulement qu'on a mentionné des déhiscences de l'os planum et de l'unguis faisant communiquer les cellules correspondantes avec l'orbite.

Structure. — Les cellules ethmoïdales ont une paroi osseuse extrêmement fragile, formée de tissu compact ; la muqueuse qui les tapisse, extrêmement mince, est une continuation de la muqueuse nasale, l'épithélium en est pavimenteux, à cellules cylindriques ciliées, entremêlées de cellules caliciformes.

Les glandes sont peu volumineuses.

Les artères viennent des artères ethmoïdales et des réseaux voisins.

Les veines vont en avant se jeter dans les veines des sinus frontaux.

Les lymphatiques sont peu connus.

Les nerfs viennent du filet ethmoïdal de l'ophtalmique.

Embryologie. — L'ossification se fait au cinquième mois par un seul point pour chaque labyrinthe, elle se fait de dedans en dehors, l'os planum apparaît le dernier et se forme aux dépens du cartilage et de la couche celluleuse sous-périostique.

Physiologie. — Plusieurs explications ont été fournies pour expliquer la fonction des cellules ethmoïdales.

1° *Béclard* pensait qu'elles servaient à l'olfaction. Or, ces cellules ne font pas partie de la région olfactive. Schultz et Zuckerkandl ont montré que la partie sensorielle de la muqueuse ne descend pas au-dessous du bord inférieur du cornet moyen. Nous verrons plus loin l'opinion de Von Brunn.

2° *Pour Zuckerkandl*, ce sont les extrémités dilatées des fentes ethmoïdales ; leur persistance tient à l'élargissement du cerveau antérieur, qui ne permet aux parties squelettiques intra-orbitaires de se rapprocher que lorsque l'organe olfactif s'atrophie.

3° *Sappey et Tillaux* disent qu'elles allègent la face et en augmentent la surface.

4° *Couetoux* [1] émet l'opinion que ces cavités maintiennent les parois nasales dans leur situation normale en étendant sur une grande surface la pression négative de l'inspiration.

APPLICATIONS ANATOMIQUES

De cette longue étude du labyrinthe ethmoïdal, nous allons essayer de dégager certaines données dont l'importance pratique n'échappera certainement pas.

Sur la face interne de cet organe, le cornet moyen pourra, par son hypertrophie, gêner l'écoulement des liquides déversés dans le méat moyen ou dans le méat supérieur quand il s'applique contre la cloison.

Le méat moyen est, en somme, divisé en deux méats par la bulle ethmoïdale ; donc, pour aborder, au cours d'une intervention, les cellules situées en arrière de cette bulle, il faudra la détruire.

La minceur de l'os planum de l'ethmoïde et de l'unguis explique leur fragilité.

Les rapports des cellules ethmoïdales avec l'encéphale et les sinus, ainsi qu'avec l'orbite, expliquent les nombreuses complications qu'on observe au cours des suppurations

[1] Couetoux ; Essai d'une théorie des fonctions des sinus de la face (Annales des maladies de l'oreille, du larynx, mars 1891).

ethmoïdales. De là l'importance d'un traitement énergique de cette affection.

Enfin, les rapports de ces cellules avec les sinus voisins (frontal, sphénoïdal, maxillaire) et les fosses nasales, donnent une explication suffisante de la coïncidence fréquente de l'inflammation de ces cavités.

Nous insisterons tout particulièrement sur les rapports des cellules ethmoïdales avec le sinus frontal; ce dernier s'ouvre, en effet, dans la cellule dite infundibulum et pourrait être considéré comme une vaste cellule ethmoïdale antérieure et supérieure.

CHAPITRE III

Anatomie pathologique

Les données anatomiques sur lesquelles nous avons suffisamment insisté au début de ce travail, vont nous permettre d'être bref et de comprendre la marche des phénomènes.

Tout d'abord nous distinguerons dans l'évolution des lésions deux périodes : dans la première, la muqueuse et le périoste s'enflamment ; dans la seconde, nous arrivons à la carie osseuse.

Première période. — La muqueuse des cavités pneumatiques de l'ethmoïde est mince et facilement vulnérable ; elle se gonfle, se congestionne, mais l'absence du tissu érectile qu'on retrouve dans les fosses nasales, fait que sa tuméfaction est beaucoup moins considérable que dans ces cavités.

Cette muqueuse est rouge, injectée, des hémorragies se produisent facilement à sa surface.

Bientôt le périoste, qui est intimement accolé à sa face profonde, s'enflamme à son tour. Une sécrétion s'établit : la muqueuse se ramollit, devient jaunâtre, un liquide muco-purulent la recouvre dans lequel on trouve des leucocytes, des débris épithéliaux et des micro-organismes divers ; c'étaient des staphylocoques blancs dans le cas que nous avons observé. A ce moment, la membrane gonflée atteint dix et quinze fois son épaisseur primitive, elle est infiltrée de sérosité et ressemble à de la gelée.

Les glandes subissent une dégénérescence kystique.

Les cavités des cellules sont rétrécies ; on trouve dans leur intérieur de l'air et un liquide muco-purulent, parfois hémorragique. Quelquefois il peut arriver que les orifices de communication des cellules soient fermés.

Grünwald (de Munich) a distingué deux variétés de suppurations ethmoïdales : l'empyème clos et l'empyème libre.

Dans le premier cas, le pus est dans une cellule dont l'orifice s'est fermé ; c'est en général dans la bulle ethmoïdale que cela se rencontre.

Luc l'a observé dans une cavité occupant la substance osseuse du cornet moyen[1].

Dans le second cas, le pus se déverse librement dans la fosse nasale correspondante si cette dernière est libre.

Deuxième période. — Elle est caractérisée par la carie osseuse ; les parties osseuses qui limitent le labyrinthe sont détruites, les cloisons intercellulaires également et les cavités pneumatiques se fusionnent diversement.

En général, les cellules sont envahies d'après leur groupement : c'est tantôt le groupe antérieur, tantôt le groupe postérieur ; de là deux sortes d'ethmoïdites, l'ethmoïdite antérieure et l'ethmoïdite postérieure.

Consécutivement aux progrès de l'ostéite raréfiante toutes les cellules osseuses peuvent perdre leur indépendance réciproque, si bien qu'à un moment donné le labyrinthe ethmoïdal forme une masse fongueuse dans laquelle on retrouve quelques lamelles friables disjointes, quelquefois de petits séquestres, le tout baigné de pus et « comparable à un fragment de ruche d'abeille pressé entre les doigts » (Luc).

---

[1] Luc ; Suppurations des cavités accessoires des fosses nasales, 1900.

D'autres fois, pendant ce catarrhe chronique, il se produit une périostite dans laquelle se développent des fragments osseux plus ou moins volumineux, qui plus tard restent détachés dans l'intérieur des cellules.

Si la muqueuse, le périoste et l'os des cavités ethmoïdales subissent ces transformations, la muqueuse du méat et du cornet moyens, par suite de l'extension de l'inflammation ou du contact avec le pus, va subir la transformation myxomateuse accompagnée le plus souvent de la formation de polypes muqueux.

Woakes, frappé de cette coïncidence fréquente, émit l'opinion qu'il n'y avait pas de polypes muqueux sans ethmoïdite. Luc et Gombault ont refusé cette opinion en montrant sur des coupes histologiques que le tissu qui servait d'implantation à ces polypes ne présentait aucune trace d'inflammation.

Conséquences. — Ce travail de destruction osseuse, qui amène la communication des cellules entre elles, peut déterminer l'irruption du pus dans des cavités de voisinage ; c'est au niveau de l'os planum de l'ethmoïde et de l'anguis que cette effraction s'observe le plus fréquemment ; heureusement la capsule orbitaire oppose une barrière puissante à la marche du pus, et l'oblige à venir se collecter sous le tégument des paupières.

L'envahissement de la cavité cranienne est plus rare, grâce à l'épaisseur de la lame osseuse correspondante.

Dreyfus (de Strasbourg) a cependant réuni neuf cas d'infection intra-cranienne d'origine ethmoïdale, mais, si dans un cas l'infection fut transmise par une effraction de la paroi osseuse, dans les autres elle le fut par des orifices de la lame criblée.

CHAPITRE IV

Etiologie

La situation même des cellules ethmoïdales et leur disposition anatomique expliquent leur infection facile ; elles s'ouvrent en effet dans les fosses nasales par des orifices multiples,
offrant ainsi une voie d'accès aisée aux agents et aux poussières apportées par le courant de l'air respiratoire.

Mais à ce sujet une distinction peut-être purement théorique s'impose : nous savons, en effet, que les orifices des cellules antérieures sont cachés par le cornet moyen ; ces
cellules seront donc moins facilement accessibles aux agents
infectieux, les replis de la muqueuse les retiendront comme
un véritable filtre. Au contraire, les orifices des cellules
ethmoïdales postérieures, bien moins cachés, rendront ces
dernières plus vulnérables.

Fréquence. — L'empyème de l'ethmoïde avait pendant
longtemps échappé aux observateurs ; Zuckerkandl lui-même
le croyait rare ; Grünwald attira l'attention sur lui et en
observa de nombreux cas en peu de temps. En réalité, on
peut dire qu'il est beaucoup plus fréquent qu'on ne serait
tenté de le croire ; mais nous verrons qu'il est le plus souvent
associé à des suppurations voisines.

Age. — Il s'observe à tous les âges. Dans les observations que nous avons parcourues, nous avons trouvé comme limite inférieure huit ans et comme limite supérieure 68. Cependant, on peut dire que c'est une affection de l'âge moyen de la vie; le maximum de fréquence se rencontre de 20 à 40 ans.

Sexe. — Il se rencontre avec une fréquence à peu près égale dans les deux sexes.

Professions. — Il ne ressort pas de nos recherches de notions très précises. — Tout au plus pouvons-nous dire que les gens exposés par leurs occupations à respirer des poussières offrent une plus forte proportion (cultivateurs, balayeurs); — dans le cas que nous avons observé, il s'agissait d'un tonnelier.

Causes prédisposantes. — Nous signalerons la syphilis, la tuberculose, les malformations congénitales ou acquises déterminant des dimensions insuffisantes des orifices du labyrinthe, d'où ventilation incomplète ou nulle.

L'empyème ethmoïdal peut être primitif ou secondaire.

Empyème primitif. — Cet empyème se rencontre après un traumatisme portant soit sur les fosses nasales, soit directement sur le labyrinthe par la voie orbitaire (unguis, os planum). — Nous signalerons les corps étrangers des fosses nasales, les interventions maladroites dans ces mêmes fosses amenant des lésions des masses ethmoïdales, les projectiles, les coups d'épée, les chutes sur des objets pointus.

Empyème secondaire. — Il peut succéder à une ethmoïdite aiguë très intense ou mal soignée, et nous relèverons les mêmes éléments étiologiques (refroidissement, changement brusque de température, poussières irritantes, maladies infectieuses).

Cet empyème peut encore succéder à une infection venue des cavités voisines, ou bien à une infection générale.

Dans ce dernier cas, nous le voyons survenir au cours des fièvres éruptives : rougeole, variole, scarlatine, ou d'affections telles que la grippe, la diphtérie, l'érysipèle, les oreillons, la pneumonie. Lapalt[1] a établi un tableau statistique de 169 autopsies de sinus de la face, dans lequel il montre leurs rapports avec les maladies générales. Il a trouvé 55 empyèmes, 18 du sinus maxillaire, 19 du sinus sphénoïdal, 6 des sinus ethmoïdaux, 5 du sinus frontal.

Il a, de plus, montré qu'on les rencontre par ordre de fréquence : 1° dans les maladies pulmonaires aiguës ; 2° dans la tuberculose pulmonaire et méningée ; 3° dans le cancer viscéral ; 4° dans les maladies de cœur ; 5° dans les affections du cerveau ; 6° dans les maladies du rein.

Parmi les infections venues du voisinage, nous distinguerons deux cas : l'infection vient des fosses nasales, ou bien des cavités voisines.

La muqueuse qui revêt les cellules ethmoïdales n'est, en somme, qu'un diverticule de la muqueuse qui tapisse les fosses nasales ; il est facile dès lors de comprend e que les inflammations de l'une se propageront à l'autre. C'est ce que l'on observe dans les rhinites ; la muqueuse ethmoïdale va se gonfler et rétrécir les orifices des cavités pneumatiques ; or, à l'état normal, les sécrétions ne s'accumulent pas, elles se résorbent ou s'évaporent par l'action du courant d'air ; si les sécrétions ne peuvent pathologiquement s'écouler, elles s'accumulent dans la cavité.

Parmi les rhinites chroniques, la rhinite atrophique peut amener l'infection des cellules. — Dans un cas, Ranglaret a trouvé au niveau de la bulle ethmoïdale une gouttelette de

---

[1] Lapalt Pierre ; 169 autopsies de sinus de la face (Presse méd., 1899, p. 100)·

pus où l'examen lui fit découvrir le bacille de Lowenberg et
Marano. Bresgen [1] a publié onze cas de rhinite atrophique,
et dans tous les cas les sinus maxillaires ou ethmoïdaux
étaient pris.

On rencontre fréquemment l'empyème ethmoïdal en
même temps que les polypes du nez. Leurs rapports ont
donné lieu à discussion. Pour Flatau [2] et Casselberry, les
polypes sont consécutifs aux ethmoïdites. — Pour Bosworth,
c'est le contraire. Ranglaret se range à la première opinion.
Luc, au Congrès de Londres de 1896, a montré que, si ces
deux affections peuvent coïncider, elles n'offrent entre elles
aucun rapport de cause à effet.

Dans une deuxième catégorie de faits, avons-nous dit,
l'infection vient des régions voisines ; nous avons ici en vue :
les sinus voisins et les cavités encéphaliques et orbitaires.

Il est en effet à remarquer que la suppuration de
l'ethmoïde se montre rarement isolée ; connaissant les rapports des sinus de la face, il était aisé de prévoir que l'empyème de ces cavités pouvait se propager facilement aux
cellules ethmoïdales ; seulement, la difficulté consiste à
établir le siège primitif de l'infection, à moins d'admettre
que toutes ces cavités ont été infectées par la même cause.

On peut cependant dire, d'une façon générale et peut-être
un peu théorique, que l'infection d'origine sphénoïdale atteint
les cellules ethmoïdales postérieures, tandis que l'infection
d'origine frontale porte sur les cellules antérieures.

Nous insisterons ici d'une façon toute spéciale sur la co-
existence de l'empyème ethmoïdal avec l'empyème frontal
ou fronto-maxillaire (Luc). Dans ce dernier cas, l'empyème
ethmoïdal doit être secondaire, car, ainsi que le dit Luc,
« autant il est habituel de rencontrer la suppuration ethmoï-

---

[1] Sur les suppurations du nez et de ses annexes. Bresgen (Frankfort).
[2] Flatau ; Soc. de lar. de Berlin, 1894.

dale en coïncidence avec la frontale, autant il est exceptionnel de l'observer isolée ». Cependant, dans l'observation que nous publions, l'empyème frontal n'existait pas.

Il semble donc rationnel d'admettre, dans les cas de sinusites multiples, que l'infection, quand d'emblée elle n'a pas atteint la totalité des cavités, a débuté par le sinus frontal pour gagner le sinus maxillaire ou *vice versa*, rencontrant sur son trajet les cellules ethmoïdales antérieures qu'elle contamine.

On rencontre en effet fréquemment l'empyème du sinus frontal consécutif à l'empyème maxillaire, par altération progressive de la muqueuse de l'un des sinus à l'autre, le long de la gouttière de l'infundibulum, altération qui ne peut manquer de s'étendre simultanément au groupe des cellules ethmoïdales dont les orifices débouchent à ce niveau.

Pour être complet, il nous faut signaler ici une cause possible de l'infection secondaire des cellules ethmoïdales, consécutivement à l'empyème maxillaire : des irrigations nasales lancées maladroitement vers la région de l'infundibulum peuvent y amener le pus d'origine maxillaire.

L'empyème ethmoïdal peut reconnaître d'autres origines; nous connaissons la minceur de l'os planum et de l'unguis du côté de l'orbite ; il est donc naturel de penser que des suppurations primitivement orbitaires peuvent secondairement s'ouvrir dans le groupe ethmoïdo-unguéal.

Enfin cet empyème peut avoir une origine encéphalique. On connaît deux cas d'abcès encéphalique ouvert à travers la base du crâne.

Chiari en a rapporté un : son malade mourut, l'abcès fut contrôlé à l'autopsie.

Gaudissant a rapporté l'autre : son malade guérit; il avait reçu des blessures de la région frontale qui avaient déterminé un abcès encéphalique.

Bactériologie. Pathogénie. — Dans les fosses nasales se trouvent normalement ou pathologiquement un certain nombre de micro-organismes malgré les propriétés bactéricides du mucus nasal; ces agents, transportés directement ou par la voie lymphatique au niveau des cavités ethmoïdales, vont exalter leur virulence par suite de la transformation en véritables cavités closes des cellules enflammées. Dans l'observation que nous rapportons à la fin de ce travail, nous avons trouvé le staphylocoque blanc pur.

Sabrazès, Rivierre, Liaras et Stoward[1] ont fait des recherches bactériologiques portant sur les suppurations des sinus de la face et ils ont rencontré les espèces microbiennes qui jouent un rôle dans les inflammations de l'appareil respiratoire : pneumocoque, staphylocoque, streptocoque, bacille muqueux encapsulé, bacille de la diphtérie et de l'influenza.

Werner a rencontré le bacterium coli.

Stanculeanu et Baup,[2] dans une étude récente, ont repris cette question pour les grands sinus de la face et sont arrivés à distinguer deux cas : la sinusite est d'origine nasale (infection des voies respiratoires, espèces aérobies banales) ; la sinusite est d'origine dentaire (infection buccale, anaérobies).

Nous ne nous occuperons que du premier cas.

Ces auteurs ont trouvé, par ordre de fréquence, les espèces suivantes :

---

[1] Stoward : Etiologie des inflammations des sinus accessoires du nez. Journal of méd. Sc., mai 1898.

[2] Stanculeanu et Baup ; Bactériologie des empyèmes des sinus de la face. Arch. int. de rhin. et lar., n° 3, 1900.

Pneumocoque ;

Pneumocoque et streptocoque :

Pneumocoque et pneumobacille ;

Pneumocoque et anaérobie ;

Streptocoque seul ;

Staphylocoque seul.

Le microbe le plus fréquemment trouvé est donc le pneumocoque ; c'est l'opinion que Fraenkel avait déjà formulée. Il semble donc que dans le nez il y ait peu d'anaérobies, contrairement à ce que l'on trouve dans la cavité buccale ; on comprend dès lors que les sinusites d'origine nasale ne contiennent que des microbes aérobies, de là un pus assez rarement fétide.

Si nous voulons maintenant jeter un regard d'ensemble sur la pathogénie de l'empyème ethmoïdal et résumer les conclusions qui découlent de nos données étiologiques, nous pouvons dire qu'il y a deux ordres de faits.

Dans un premier cas, il y a inoculation directe des germes venus du dehors (empyème primitif).

Dans un deuxième, l'inflammation est secondaire à une infection locale (fosses nasales, sinus voisins, et la voie suivie est, soit la voie lymphatique, soit la voie osseuse ; ou bien elle succède à une infection générale (fièvres éruptives, etc.) ; c'est l'empyème secondaire.

CHAPITRE V

Symptomatologie

Par le mot d'empyème ethmoïdal, il faut entendre la suppuration chronique des cellules ethmoïdales, quels qu'en soient le siège, la cause et la marche ; on l'appelle encore *ethmoïdite chronique.*

Il succède fréquemment à l'*ethmoïdite aiguë,* dont nous rappellerons brièvement les symptômes. Le malade présente une légère hyperthermie et de la courbature générale ; localement, il se plaint de céphalalgie, d'enchifrènement et de bourdonnements d'oreille ; puis apparaît, quelques jours après, un écoulement muco-purulent par les narines, sur lesquelles il provoque l'éclosion de vésicules eczémateuses ; enfin on a signalé comme un bon signe de l'inflammation ethmoïdale la pression douloureuse des yeux.

A cet état aigu peut succéder, avons-nous dit, la suppuration chronique des cellules ethmoïdales.

Cet empyème présente de nombreuses variétés cliniques, nous aurons à les passer en revue, mais nous allons tout d'abord présenter une étude d'ensemble des principaux symptômes communs aux ethmoïdites chroniques en ayant en vue la forme clinique la plus fréquente, celle que nous avons observée nous-même, c'est l'*empyème ouvert de Grünwald.*

Nous distinguerons dans cette étude, pour le bon ordre des faits, deux classes de symptômes : les symptômes fonctionnels, et les symptômes fournis par l'examen du malade.

SYMPTÔMES FONCTIONNELS. — Ce sont l'écoulement de pus par le nez, la céphalalgie, la douleur provoquée, les troubles cérébraux, des phénomènes réflexes divers, des épistaxis, de l'altération du sens de l'olfaction, de la gêne respiratoire, des troubles de la vision.

Écoulement de pus par le nez. — Cet écoulement, bien étudié par Lichwitz[1], peut se produire d'une façon continue ou d'une façon intermittente ; dans ce dernier cas, il se produit des poussées dues à l'accumulation du pus dans les cavités ethmoïdales par suite d'une obstruction passagère, puis ce pus est expulsé en masse : le matin par exemple, ou quand le malade se mouche avec force ; on le voit alors émettre de véritables paquets purulents.

D'autres fois, ce pus peut sortir par la bouche, par exemple après le décubitus dorsal, le pus ayant passé par l'arrière-pharynx.

Ce pus tache le mouchoir en jaune ou en vert et lui communique une certaine raideur.

L'écoulement est en général unilatéral ; Grünwald l'a trouvé dans un cas bilatéral ; l'idée première qui s'offre alors à l'esprit est que l'on a affaire à un empyème ethmoïdal double ; or il n'en est rien, cette affection étant très rare. Voici l'explication du fait : le malade s'est couché dans le décubitus dorsal, dans cette position le pus, suivant la partie naturelle qui s'offre à lui, envahit l'arrière-pharynx et quand le malade se penche en avant le pus sort par les deux narines.

Faisons remarquer que l'écoulement du pus peut être

[1] Lichtwitz : Bulletin médical, 25 octobre 1891, pag. 911.

considérablement gêné par suite d'obstruction par formations polypeuses.

Céphalalgie. — Elle est quelquefois très violente et occupe en général tout le segment céphalique. Dans certains cas, la douleur siège du côté malade et occupe tout un côté du crâne et de la face; sa constance et son intensité sont souvent telles que le sommeil en devient impossible.

Douleur provoquée. — Si avec l'index, appliqué au niveau du grand angle de l'œil, on exerce une pression même légère sur l'unguis, le malade accuse une vive douleur : *c'est le signe de Grünwald.*

Rœhmer a signalé quand le malade se mouche une exagération de la douleur au niveau de l'angle interne de l'œil.

Enfin, on constate à peu près constamment de la douleur à la pression du globe oculaire et à la pression de la racine du nez.

Troubles cérébraux. — On constate chez le malade atteint d'empyème ethmoïdal de l'abattement et de l'inaptitude au travail.

Dans certains cas de suppuration longue, on a rencontré un affaiblissement de la mémoire. Enfin, on a signalé des idées noires, des idées de suicide.

Phénomènes réflexes. — Ces phénomènes s'observent quand l'empyème coïncide avec des polypes du nez. Ranglaret a observé chez un de ses malades des crises d'asthme, des angoisses précordiales, des oppressions considérables, mettant le malade dans un état d'anxiété extrêmement pénible.

Épistaxis. — L'épistaxis est rare ; quand elle existe, elle est peu abondante ; le plus souvent, le malade raconte qu'il mouche de petits filets de sang. Des émissions sanguines plus abondantes peuvent être provoquées par des explorations au stylet, conduites avec maladresse.

Altération du sens de l'olfaction. — D'après les recherches récentes de Von Brunn[1], on admet que la région olfactive ne descend plus jusqu'au bord inférieur du cornet moyen, mais est localisée à la voûte des fosses nasales, au cornet supérieur, et à la partie correspondante de la cloison. Dans les cas de suppuration où ces régions sont atteintes, on serait tenté de croire le sens de l'olfaction aboli ou tout au moins diminué ; or, il n'en est rien, certains auteurs ont noté une légère diminution de ce sens, ce qui paraît bien difficile à apprécier, surtout si l'on pense que le côté sain peut compenser facilement l'altération produite.

Quelquefois le malade éprouve une sensation d'odeur mauvaise (Kakosmie). De la gêne respiratoire, une voix nasillarde ont été signalées.

Troubles de la vision. — Luc a noté des troubles variés et passagers de la vision, sans lésion du fond de l'œil, ou encore des poussées répétées de conjonctivite que rien n'explique.

SIGNES PHYSIQUES. — Ces signes, tirés de l'examen direct des régions atteintes, moins nombreux que les précédents, sont extrêmement importants.

Signe de Sultzer. — Cet auteur a signalé la rougeur érysipélatoïde de la racine du nez. Ce signe n'est pas constant.

Caractère du pus. — Ce pus est souvent sans odeur ; sa

---

[1] Voir Brunn, Die Nerveen Lagung in Riechepithel, Natur forsch. Gesellschaft Roskok, 1891.

coloration est blanc jaunâtre ou verdâtre ; quelquefois, c'est un muco-pus blanchâtre et filant ; — quand l'empyème ethmoïdal succède à une rhinite atrophique, l'odeur devient infecte. dans ce cas, ce pus contient le rhinobacille de Löwenberg. En général, son odeur infecte fera penser à de la nécrose osseuse.

Rhinoscopie antérieure. — Ce mode d'exploration fournira des résultats extrêmement précieux et permettra souvent d'établir le diagnostic. Il permet d'explorer le méat inférieur, le méat moyen et le cornet moyen ; mais, quand ce dernier est très volumineux, il peut gêner l'examen du méat de même nom, il faudra donc le réduire avec un tampon cocaïné ou bien en faire la résection partielle. Très rarement, la rhinoscopie antérieure permet de voir le méat et le cornet supérieurs.

Le malade étant en position, on examine d'abord le méat inférieur pour s'assurer s'il ne renferme pas de pus, puis on passe au méat moyen.

Dans ce méat, nous allons trouver dans le cas d'empyème ethmoïdal un pus crémeux, quelquefois fétide, au milieu de formations fongueuses de volume variable ; ce pus siège de préférence dans l'angle formé par le cornet moyen et la paroi externe des fosses nasales ; si, à l'aide d'un fin stylet, garni de coton, nous essayons de l'enlever, nous voyons qu'il se reforme aussitôt.

La présence de petits polypes dans la région où se rencontre le pus, est un bon signe de suppuration ethmoïdale.

La rhinoscopie antérieure peut encore nous donner un deuxième renseignement ; le méat supérieur est le plus souvent invisible par ce mode d'exploration, nous le savons, mais il peut arriver que, lorsque ce méat contient du pus, ce dernier vienne recouvrir la face interne du cornet moyen et devienne visible sur cette face ou sur le bord de ce cornet.

Il existe, cependant, une exception à la règle que nous énoncions plus haut; en effet, dans les cas de rhinite atrophique, la diminution des parties osseuses amène un élargissement notable de la fente olfactive; l'œil peut alors explorer le méat supérieur et reconnaître du pus. Faisons remarquer à ce sujet que, lorsqu'on rencontre du pus dans ce méat, il est toujours en quantité assez considérable, car cet étage se nettoie plus difficilement que l'étage moyen, en raison de ses rapports anatomiques.

Rhinoscopie postérieure. — Cette méthode d'examen, qui s'exécute avec un abaisse-langue, un miroir et quelquefois un releveur du voile du palais, permet d'apercevoir le bord postérieur de la cloison et les trois cornets superposés; elle fournit des résultats moins précis et moins constants que la rhinoscopie antérieure, et permet surtout de juger de l'état du sinus sphénoïdal; dans le cas d'empyème de ce dernier, on trouvera du pus dans le naso-pharynx au niveau de l'orifice des trompes et au niveau de la glande de Luschka; s'il s'agit de suppuration des cellules ethmoïdales postérieures, le pus siègera autour des orifices postérieurs des fosses nasales encore appelés choanes, ou bien sur l'extrémité postérieure du cornet moyen.

Eclairage par transparence (méthode de Voltolini-Herynge. Cette méthode, très importante dans les cas de suppurations sinusiennes, a été étudiée par Ruault[1] pour l'empyème du labyrinthe ethmoïdal. Cet auteur a trouvé que, si l'on éclaire avec une vive lumière la face par transparence, on constate lorsque les sinus sont sains et lorsque le squelette ne présente

[1] Ruault; Archives internat. de laryngologie, janvier 1893.

pas de notable malformation, un certain nombre de zones plus fortement éclairées que les régions voisines; ainsi, au-dessus des joues, demeurant assez sombres, se montrent deux croissants lumineux répondant aux paupières inférieures. De plus, de chaque côté, au niveau des os propres du nez, on constate une zone claire, irrégulièrement ovalaire, un peu moins éclairée pourtant que la paupière voisine. Pour bien voir ces zones claires, il faut placer la lampe, non pas sur la partie médiane du dos de la langue, mais latéralement, sous le plancher d'un sinus maxillaire.

Chez un individu à nez étroit, la lumière de la lampe, placée en situation médiane peut, après avoir traversé la voûte palatine, être arrêtée par le nez, par les saillies des cornets, principalement du cornet inférieur; mais, si la lampe est latéralement située, les rayons arrivent à la région de l'os propre du nez en traversant le sinus maxillaire et les cellules ethmoïdales antérieures.

D'après Ruault, la constatation de l'obscurité de l'os propre du nez, chez un sujet présentant un écoulement purulent par le méat moyen, en même temps que de la translucidité du sinus maxillaire correspondant, est un élément de diagnostic de grande valeur; elle permet, non pas d'affirmer, mais de présumer que la suppuration siège au niveau des cellules ethmoïdales antérieures.

C'est ainsi que, chez une fillette de 9 ans, atteinte d'écoulement muqueux fréquent du nez, Rice[1] put, en éclairant la face, éliminer une affection des antres d'Highmore pareils des deux côtés, et conclure que l'écoulement venait des cellules ethmoïdales.

Ranglaret, dans un cas, a constaté la zone opaque au-des-

---

[1] Schuster ; Les suppurat. des cav. accessoires des fosses nasales. Deutsche med. Wochensch., 38, 1893.

sous de l'orbite ; dans un autre cas, elle n'existait pas, mais le malade avait surtout une ethmoïdite postérieure ; le premier malade avait, au contraire, une ethmoïdite antérieure. Donc, cette méthode s'applique surtout aux suppurations des cellules antérieures, qui seules peuvent intercepter la lumière qui vient éclairer la zone sous-orbitaire.

On pourrait, semble-t-il, perfectionner la méthode d'éclairage par transparence, en plaçant une lampe spéciale dans les fosses nasales et en éclairant directement la masse labyrinthique ; mais nous ne savons pas si ce procédé, qui semble devoir donner de meilleurs résultats, a été employé.

Exploration instrumentale. — Il nous reste à dire un dernier mot sur l'exploration à l'aide du stylet ou de la curette. Grunwald disait : « On sonde toujours trop peu, la sonde pénètre là où ne va pas le regard ».

D'après Schuster, il est impossible, sans le cathétérisme des fosses nasales, de faire le diagnostic de l'inflammation des sinus ethmoïdaux et sphénoïdaux ; leur retentissement du côté de la paroi orbitaire peut être nul, tandisque du côté du nez, la sonde permet souvent de découvrir une surface osseuse dénudée.

Faisons remarquer, à propos du sondage, que les minces cloisons osseuses ethmoïdales sont parfois brisées facilement dans l'exploration et donnent une sensation analogue à celle que donnent les os nécrosés.

Cette exploration se pratiquera après cocaïnisation de la région ; non seulement la cocaïne insensibilisera la muqueuse, mais encore elle la fera rétracter et facilitera ainsi l'examen de la région infundibulaire.

L'exploration se fera avec un stylet mousse, souple et malléable, sans user de violence ; il faudra faire pénétrer l'instrument au milieu des masses fongueuses, et y chercher la sensation de travées osseuses fragmentées, caractéristique de l'ethmoïdite, accompagnée de nécrose. Une curette fine deviendra utile pour enlever les fongosités pouvant gêner cet examen.

Tels sont les symptômes principaux de l'empyème ethmoïdal dans sa forme la plus commune, il nous reste maintenant à examiner les autres aspects cliniques de cette maladie.

CHAPITRE VI

Formes cliniques

———

Nous venons de voir la forme la plus fréquente, l'empyème ouvert de Grünwald. Cet auteur distingue, en effet, deux grands groupes d'empyèmes : *l'empyème ouvert* et *l'empyème fermé*. Nous ajouterons à cette classification *l'empyème mixte*, *l'empyème latent* et deux autres formes rares et discutables : *l'empyème bilatéral* et la *forme osseuse*.

EMPYÈME OUVERT

L'empyème ouvert peut être isolé, l'ethmoïde seul étant pris, ou bien il peut être associé à l'inflammation des sinus voisins (sinus sphénoïdal, frontal et maxillaire).

A.) *L'empyème isolé* peut être localisé aux cellules ethmoïdales antérieures ou aux cellules postérieures, ou bien il envahit toute la masse ethmoïdale, c'est l'empyème total.

Dans le cas d'empyème localisé aux cellules antérieures, on trouvera du pus dans le méat moyen seul ; de plus, à l'éclairage par transparence, on trouvera une zone opaque en forme de croissant située au dessous de l'orbite.

L'empyème localisé aux cellules postérieures donnera un résultat négatif par l'éclairage ; à l'examen rhinoscopique, on trouvera du pus dans le méat supérieur, en particulier sur la face interne du cornet moyen.

L'empyème total est l'aboutissant des deux formes précédentes :

Dans ce cas, l'examen rhinoscopique montre la fosse nasale correspondante remplie de pus, et, après un lavage, on voit les méats criblés de nombreux orifices purulents qui indiquent qu'il existe dans tout l'ethmoïde une suppuration abondante. La masse labyrinthique est, dans ce cas, une véritable éponge purulente, car on trouve, non seulement les orifices normaux agrandis, mais encore, d'autres orifices accessoires produits par l'intensité de la suppuration nasale.

B.) *L'empyème ethmoïdal associé aux sinusites voisines* est très fréquent ; c'est, d'ailleurs, une conséquence anatomique facile à prévoir en raison, non seulement des faibles cloisons osseuses qui séparent les sinus les uns des autres, mais encore grâce à la disposition des orifices de ces sinus qui s'ouvrent dans les mêmes régions anatomiques que les cellules ethmoïdales.

Il découle de ce que nous venons de dire que l'inflammation du sinus frontal sera souvent liée à l'empyème ethmoïdal antérieur, d'où nouvelle localisation douloureuse à la région frontale, faciès différent du malade, etc..., ainsi que nous le verrons au chapitre du diagnostic. De même la sinusite sphénoïdale pourra être liée à l'empyème postérieur, et alors on observera des troubles du côté de l'oreille et du côté du nerf optique.

EMPYÈME FERMÉ

Dans les formes que nous venons d'examiner, le pus avait un libre accès dans les fosses nasales au moyen des orifices naturels des cellules ethmoïdales. Or, ces orifices peuvent s'oblitérer par un mécanisme que nous connaissons déjà, d'où rétention des liquides purulents : tant que le pus reste enfermé dans les cavités, le malade éprouve des symptômes généraux vagues, de la céphalée, une sensation de tension céphalique, les parties molles sont gonflées du côté de la racine du nez, l'unguis est douloureux à la pression ; le diagnostic, dit Hajeck [1], qui a bien étudié ces formes, est alors difficile.

Ce pus ainsi renfermé ne va pas rester inoffensif, il va finir par détruire les parois osseuses ; or la plus fragile de toutes est certainement l'os planum : le pus va donc fuser dans la direction de l'orbite ; mais il est possible de voir l'empyème s'ouvrir du côté des fosses nasales.

Lorsque l'irruption purulente se fait du côté de la cavité orbitaire, le pus décolle le périoste, chemine vers la partie antérieure, qui est la plus déclive, fuse vers l'angle interne et vient y former un véritable abcès par congestion. Le malade présente alors un aspect spécial, il est comme défiguré par une tumeur siégeant au niveau du canthus major, qui rétrécit la fente palpébrale et détermine un œdème palpébral particulier signalé par Sultzer [2] et bien étudié par Hieguet ; cet œdème peut occuper les deux paupières et toute la région orbitaire ; dans un cas, Flatau l'a vu siéger dans toute la moitié correspondante de la face. L'explication de cet œdème est fournie par l'anatomie : les veines des paupières se jettent dans la veine ophtalmique et celle-ci va se jeter dans le sinus caverneux après avoir longé la paroi interne de l'orbite où se produit précisément la gêne circulatoire.

En dehors de cet œdème, nous avons signalé une tumeur au niveau de l'angle interne ; cette tumeur est tantôt diffuse,

[1] Hajeck ; Suppurations de l'ethmoïde. Soc. imp. de Vienne, mai 1894.
[2] Sultzer, Soc. d'opht. de Paris, 8 janvier 1895.

tantôt bien limitée; elle est arrondie, de la grosseur d'un
pois, quelquefois d'une noisette ou plus volumineuse encore.
A la palpation, elle est indolore en général, elle est molle,
dépressible, fluctuante; dans certains cas spéciaux, elle se
vide par le nez à la pression. Quelques auteurs ont trouvé à
son niveau une sensation de crépitation parcheminée par
suite de l'usure des lamelles ethmoïdales. Il est rare de la
voir s'ouvrir spontanément; dans ce cas, il existe une fistule
orbitaire et le stylet introduit va, comme dans le cas que
nous publions, sur des lamelles osseuses, dénudées et crépi-
tantes.

Cette affection orbitaire ne va pas sans occasionner des
symptômes spéciaux bien étudiés par Vieusse[1], Garail, et
Röhmer sous le nom de « Complications orbitaires de l'empyème ethmoïdal. »

L'œil est dévié en bas et en dehors; il existe de l'exophtalmie quelquefois très marquée, les mouvements de l'œil sont
diminués dans tous les sens et douloureux; on a noté de la
diplopie.

L'acuité visuelle reste souvent intacte; quelquefois elle
diminue fortement; Vieusse l'a trouvée réduite à 1/5e.
L'appareil lacrymal reste le plus souvent intact, mais Muller[2] a signalé l'ouverture de l'empyème dans les voies lacrymales avec écoulement du pus dans le canal nasal.

Nous avons signalé l'œdème palpébral; ajoutons-y la conjonctivite, le chémosis.

Rueda a signalé le phlegmon orbitaire profond, Vieusse a
pratiqué dans plusieurs cas l'examen ophtalmoscopique et il
a trouvé une papille floue avec de la dilatation veineuse, de

---

[1] Vieusse, Recueil d'ophtalmologie, 1808-99. Complic. orbit. de l'empyème
ethmoïdal.
[2] Muller; Bulletin médical 28 novembre 1891.

l'œdème rétinien, de l'opacité du vitré. Ces complications nous paraissent rares.

Au lieu de se faire jour sur l'orbite, le pus peut faire irruption dans les fosses nasales, avons-nous dit ; en d'autres termes, à l'empyème fermé succède l'empyème ouvert.

Mais, avant de s'écouler, il peut se produire une ectasie considérable des cellules ethmoïdales. Zuckerkandl en rapporte une observation dans laquelle il dit qu'on voyait, à l'examen des fosses nasales, un ethmoïde saillant comme une véritable tumeur et refoulant la cloison vers l'autre côté ; cette cloison était d'ailleurs mince et atrophiée.

Il est bon de signaler ici les résultats que fournit la rhinoscopie antérieure dans le cas d'empyème fermé ; on peut trouver le cornet moyen hypertrophié, surtout dans sa partie antérieure ou tête, qui renferme du pus ; d'autres fois c'est la bulle ethmoïdale qui est le siège de cette rétention purulente.

Rueda[1] rapporte une observation d'ethmoïdite, dans laquelle le symptôme dominant était la tuméfaction du cornet moyen, qui était rouge, lisse, brillant et comme insufflé ; il avait un trajet fistuleux renfermant du pus.

AUTRES FORMES

Il nous reste à dire un mot de l'empyème mixte, de l'empyème latent, de la forme osseuse et de l'empyème bilatéral.

Empyème mixte. — Dans cette variété, les deux formes précédentes sont confondues, il existe une tumeur au niveau

---

[1] Rueda : Premier congrès oto-rhino-laryngol. tenu à Madrid du 18 au 21 novembre 1896.

de l'angle interne de l'œil et un écoulement nasal intermittent.

Si l'on exerce une pression sur la tumeur, celle-ci se vide dans les fosses nasales; pour expliquer cette variété, il faut admettre que l'empyème a d'abord été fermé, puis il s'est ouvert.

Empyème latent. — Il y a des cas dans lesquels la suppuration ethmoïdale peut rester des mois et des années sans donner de symptômes bien nets. Nicolaï cite un cas dans lequel elle passa inaperçue pendant trente ans. L'empyème reste latent jusqu'à ce qu'une des complications dont nous aurons à nous occuper éclate.

Forme osseuse. — On a voulu en faire une forme à part, caractérisée par la destruction des parties constituant le labyrinthe. Mais nous pensons qu'elle n'est que l'aboutissant des formes précédentes.

La nécrose est la règle dans le cas où il y a irruption du pus à travers l'os planum ou les fosses nasales, et constitue dans ce cas le dernier stade de l'ethmoïdite ouverte. Seule la fétidité du pus permettra de la soupçonner quand il y a écoulement de ce dernier dans les fosses nasales.

Empyème bilatéral. — Cet empyème doit être extrêmement rare, puisque dans nos recherches nous n'en avons vu aucun cas rapporté. Nous savons qu'il ne faut pas se hâter de conclure à une suppuration bilatérale quand il y a écoulement de pus par les deux fosses nasales.

CHAPITRE VII

Complications, Marche, Pronostic

Les complications de l'empyème ethmoïdal sont nombreuses et variées, quelques-unes sont mortelles. Pour les étudier avec méthode, nous les passerons en revue en nous servant des données anatomiques exposées dans un précédent chapitre.

Si le pus fuse en *haut*, il va rencontrer les méninges et le cerveau et y déterminer soit de l'inflammation des méninges, soit un abcès du cerveau, soit une phlébite des sinus de la dure-mère.

Chaters J. Symonds et Bosworth[1], ont publié deux cas de mort à la suite d'un abcès du cerveau. Cette complication est plutôt rare, la suivante est beaucoup plus commune.

Quand le pus fuse en *dehors*, il emprunte la voie orbitaire créant ainsi une forme dont nous avons étudié les symptômes. Parmi les complications proprement dites de cette forme, nous citerons : le phlegmon orbitaire et la fonte de l'œil consécutive, la compression du nerf optique, la dacryocystite, l'asthénopie, le blépharospasme, la photophobie (Laurens[2], et les altérations de l'œil déjà signalées.

Lorsque la marche du pus se fait en *dedans*, on peut obser-

---

[1] Bosworth ; Assoc. amér. de laryngologie, 12e Congrès tenu à Rochester, 1895.
[2] Nicolat ; Journal de l'Institut, 1893. Aon. II.

ver des abcès de la cloison ; si elle se fait *en bas*, ce sont des abcès de la bouche, en *avant*, nous signalerons, outre la propagation frontale et maxillaire, les abcès de la joue.

Enfin, lorsque le pus se dirigera en *arrière*, on pourra voir l'envahissement du sinus sphénoïdal, l'abcès du cerveau, la thrombose du sinus caverneux et la méningite.

Ce sont là les complications dites locales. Il en est d'autres qui résultent du retentissement de la suppuration ethmoïdale sur l'état général.

Le pus peut, en effet, suivant la voie descendante, déterminer des infections trachéo-bronchiques et, en particulier, des bronchites chroniques tenaces. Il peut également pénétrer dans les voies digestives supérieures et y déterminer des inflammations de la muqueuse gastrique.

La *marche* de cette affection est extrêmement variable, d'abord, suivant le siège de la lésion, puis, suivant son étendue, l'ethmoïde pouvant être transformé en une véritable éponge purulente, enfin, suivant que la maladie est traitée ou ne l'est pas.

L'évolution est, en général, lente, la suppuration peut persister indéfiniment, les exemples que cite Nicolaï à ce sujet sont très édifiants.

Les malades se présentent, dans la plupart des cas, porteurs d'un empyème ethmoïdal remontant à une époque variant de plusieurs mois à un ou deux ans, un traitement est institué et l'affection rétrocède au bout de quelques mois ; telle est l'impression qui se dégage de la lecture des observations publiées.

Cette maladie peut certainement guérir, mais on peut voir surgir de redoutables complications qui mettent la vie du malade en danger (abcès cérébraux, thromboses, etc...). Cette suppuration chronique constitue donc un danger perpétuel pour celui qui en est le porteur.

On comprend bien, dès lors, que le pronostic doit être réservé. Pour ce qui est des accidents orbitaires, qui sont les plus fréquents, F. de Lapersonne[1] conclut à leur apparente gravité, ils vont jusqu'à l'élimination de séquestres volumineux, et cependant les malades guérissent en plus ou moins de temps et souvent sans fistule.

Si, nous fondant sur les observations publiées, nous voulions émettre une opinion personnelle, nous dirions que, dans la grande majorité des cas, les malades ont vu disparaître leur affection, mais qu'ils restent exposés aux récidives, car, après la guérison, il persiste toujours une brèche faisant communiquer l'orbite avec le labyrinthe et le malade paraît guéri, alors que ses cellules ethmoïdales sont encore malades.

[1] F. de Lapersonne ; Congrès d'ophtalmologie, 1898.

CHAPITRE VIII

Diagnostic

Le diagnostic de l'empyème ethmoïdal est loin d'être toujours simple et facile, cette maladie peut, en effet, se confondre avec une foule d'affections des régions voisines, et il est malaisé d'éviter certaines erreurs, surtout pour un esprit non prévenu.

En général, dans la pratique courante, ce diagnostic se fonde sur trois grands symptômes que nous connaissons déjà, ce sont : l'écoulement du pus par le nez, la céphalagie plus ou moins intense et unilatérale, enfin l'examen des fosses nasales fournira des renseignements précieux par la présence du pus dans le méat et de bourgeons polypoïdes.

Ceci dit, nous allons entrer dans le diagnostic différentiel, ayant en vue, comme précédemment, la forme la plus commune : l'empyème ouvert.

Puis, nous ferons ce diagnostic pour les autres variétés.

EMPYÈME OUVERT. — Dans cet empyème on trouve du pus dans le méat moyen, or, dans ce méat, s'ouvrent d'autres sinus (frontal, sphénoïdal, maxillaire); il faut tout d'abord éliminer les suppurations de ces cavités.

Sinusite frontale. La douleur, dans le cas de sinusite frontale, siège au niveau de la racine du nez et au niveau du front, la pression l'exagère, dans l'ethmoïdite, la douleur se rencontre au niveau du globe oculaire, à l'angle interne, au niveau de l'ungnis derrière le muscle de Horner et est exagérée la nuit.

La tuméfaction est surtout frontale et sus-orbitaire dans l'empyème frontal.

Si l'on place une lampe électrique dans le coin de l'œil, sous le sinus, on trouve de l'opacité.

L'ectasie est, nous venons de le voir, à la fois frontale et orbitaire ; si un abcès se forme, la pression pourra permettre de sentir l'orifice osseux ; son volume varie d'une noisette à une noix, il est comme suspendu à la voûte orbitaire et collé contre la racine du nez, la peau qui le recouvre reste longtemps normale.

S'il se crée une fistule, c'est dans le sillon orbito-palpébral supérieur ; en l'explorant, on sent, au niveau de la voûte orbitaire, soit de la dénudation osseuse, soit de la perforation. Des phénomènes de compression oculaire, analogues à ceux que l'on voit dans l'empyème du labyrinthe, peuvent se produire et induire en erreur.

Enfin, si l'on a encore un doute, on pourra cathétériser et laver le sinus frontal ; si du pus apparaît rapidement dans les fosses nasales, il y a de grandes chances pour qu'il provienne des cellules ethmoïdales antérieures.

Signalons, pour terminer, l'auscultation du sinus frontal préconisée par Czernicki ; elle permet d'entendre des râles pendant une forte expiration.

Mais, de l'aveu de beaucoup d'auteurs (Hajeck)[1], ce diagnostic est souvent difficile à établir, surtout quand ce sont les cellules antérieures qui sont prises.

---

[1] Hajeck ; Du diagnostic et de l'importance des sinusites ethmoïdales. Bulletin méd., 1891.

Sinusite maxillaire. — D'après Panas [1], les signes qui permettent de diagnostiquer l'empyème de ce sinus sont : l'écoulement du pus par le nez, surtout lorsque l'individu penche fortement la tête en avant, la préexistence d'un état ozéneux, la concomitance d'une carie des molaires supérieures du même côté, la constatation du pus et de granulomes polypoïdes dans le méat moyen. Ce dernier signe, d'après Frankel, est encore plus probant lorsque, après avoir essuyé le pus, on le voit apparaître dès que le malade penche la tête.

Les rhinologues, dit Vieusse, ne sont pas d'accord sur le parti à tirer de l'éclairage électrique de ce sinus. Tandis que Ziem, Lichwitz, s'inscrivent en faux, Carter, Luc, Garal, Lermoyer, affirment son utilité réelle. Pour ces derniers, la paupière inférieure et la joue correspondantes s'éclairent d'une vive lumière à l'état normal, alors que, si le sinus est encombré, il s'y substitue une tache obscure.

Enfin, le sondage, le lavage et la ponction exploratrice donnent la certitude du diagnostic.

Sinusite sphénoïdale. — Cette sinusite est souvent méconnue ou confondue avec l'inflammation des cellules ethmoïdales.

Terson indique, dans un article de la Gazette des hôpitaux (avril 1892), comme symptômes particuliers à cet empyème, une céphalalgie sans siège précis, à irradiations multiples, de la tension du cou, de l'abattement, des irradiations le long du trijumeau, avec vertiges, vomissements, insomnie, convulsions même ; comme signes locaux, une rougeur de la racine du nez et des écoulements purulents dans l'arrière-cavité des fosses nasales.

Lichtwitz dit n'avoir jamais trouvé de polypes dans les fosses nasales. On découvre le pus dans les parties supérieu-

[1] Panas ; Traité des maladies des yeux, tom. II, pag. 178.

res du nez, mais on ne peut tirer de ce siège aucune valeur pathognomonique, car, souvent le pus ne se présente que d'une façon intermittente, et la même localisation peut se rencontrer dans les mêmes sinusites. Il est rare de trouver, comme dans les cas de Rolland et de Berg, une ectasie considérable de la cavité.

Enfin, le diagnostic ne peut se faire d'une façon certaine que par le cathétérisme de la cavité, avec une sonde qui permet de faire une injection de la cavité sphénoïdale et de diluer le muco-pus qui s'écoule alors plus facilement.

Dès qu'on a retiré la sonde, on fait souffler fortement le malade, et, dans le cas d'empyème, on voit sortir un paquet plus ou moins gros de muco-pus, à moins que le malade n'ait, auparavant, vidé spontanément sa cavité. D'après Moure, l'affection sphénoïdale est surtout naso-pharyngienne, tandis que celle des autres cavités est le plus souvent nasale au point de vue de l'écoulement de la suppuration ; l'une est postérieure et l'autre antérieure.

Hajeck propose, pour savoir si le pus ne vient pas des cellules postérieures de l'ethmoïde, d'aller à sa recherche en enlevant les parties du cornet moyen qui font obstacle ; d'autres fois, l'injection poussée dans le sinus sphénoïdal permet à elle seule de porter un diagnostic précis sur la région malade (Moure).

Enfin, l'apparition de lésions du nerf optique (névrites et périnévrites, scotomes) sera un bon signe en faveur de l'empyème sphénoïdal ; le rapport qu'affecte le canal optique avec le sinus dans la cavité duquel il fait saillie, explique suffisamment la précocité de cette complication.

Signalons, pour clore cette longue énumération, des troubles otiques se manifestant par des sifflements et des bourdonnements.

Pansinusites.— On trouve des observations dans lesquelles les sinus de la face sont tous envahis par la suppuration : l'affection de l'un des sinus a gagné les autres ; dans ce cas, les symptômes cliniques se confondent forcément ; le diagnostic est alors difficile ; toutefois, en présence de l'empyème des sinus frontaux, sphénoïdaux et maxillaires, on pourra songer à une complication venant de l'ethmoïde si, après un traitement vigoureux, la suppuration ne s'arrête pas.

La rhinorrhée, qui accompagne les polypes, pourrait induire en erreur, mais elle disparaît après leur ablation.

Syphilis nasale. — Avec ses caries osseuses, elle peut donner des écoulements fétides ; elle a des caractères communs avec la cellulite ethmoïdale chronique, ce sont les ulcérations de la muqueuse, sa transformation en syphilome, l'inflammation du périoste, la nécrose consécutive et des pertes de substance considérable. Mais ces manifestations se produisent le plus souvent sans donner naissance à des phénomènes douloureux ; de plus, on cherchera la présence de signes de syphilis sur les autres parties du corps.

Tuberculose nasale. — Encore ici, nous trouvons un processus destructif analogue, Mais, dans le cas de tuberculose, nous trouverons de l'engorgement ganglionnaire préauriculaire et sous-maxillaire, des trajets fistuleux suppurant abondamment ; enfin, l'examen microscopique permettra de découvrir le follicule tuberculeux et surtout le bacille de Koch.

Suppurations des tumeurs malignes. (Sarcome, épithéliome. — Ces tumeurs sont rares, il y a de la douleur spontanée qui s'exagère à la pression, de la déformation des parois osseuses, des troubles dans l'écoulement des larmes, et des phénomènes paralytiques ou névralgiques par suite de la compression exercée au niveau des rameaux nerveux.

Les chondromes se remontrent chez des sujets jeunes, les fibromes sont très rares, les ostéomes sont des tumeurs dures, éburnées, se diagnostiquant lors de l'opération.

Les notions tirées de la connaissance des commémoratifs, en particulier des traumatismes antérieurs, feront éliminer les fractures de l'ethmoïde, et les suppurations produites par la présence de corps étrangers.

Diagnostic du siège des lesions. — Si l'écoulement semble plutôt venir du méat moyen, il faudra songer à l'ethmoïdite antérieure. Les cellules postérieures seront prises lorsqu'on trouvera du pus dans le méat supérieur, ou bien sur l'extrémité postérieure du cornet moyen à la rhinoscopie postérieure.

De plus, le stylet, promené sur les régions atteintes, pourra révéler un point de nécrose, ou même ouvrir une cellule pleine de pus.

L'important, et parfois le difficile, est de s'assurer si l'empyème ethmoïdal antérieur est isolé. La transillumination résoudra le problème. Mais pour que cette méthode arrive à donner une preuve certaine, il faut comparer le résultat obtenu d'un côté de la face avec le résultat que l'on obtient de l'autre côté ; si l'on trouve par exemple de l'opacité des deux côtés, elle ne tranchera pas la difficulté : il faudra admettre qu'il existe des parois osseuses très épaisses, gênant l'examen.

DIAGNOSTIC DES AUTRES FORMES. — *Empyème clos.* — Le diagnostic de cette variété se fondera sur la dilatation ampulliforme du cornet moyen ou de la bulle ethmoïdale ; la ponction le facilitera.

On fera le diagnostic différentiel avec les *kystes suppurés* ou *muqueur* de ce cornet ou de la bulle, par l'ouverture de la cavité dont le contenu est différent.

Zuckerkandl rapporte un cas de *kyste osseux* développé dans le labyrinthe, Bayer en cite également un cas[1]. Cette affection est caractérisée par une tumeur plus ou moins volumineuse, à tendance envahissante par destruction de lamelles osseuses. Cette tumeur contient un liquide muqueux, fait saillie dans la cavité nasale et peut l'oblitérer. D'après Zuckerkandl, le meilleur moyen de faire le diagnostic est de pratiquer une ponction exploratrice.

L'Ectasie du labyrinthe vers les fosses nasales peut être confondue avec un *bourrelet des cornets*; mais ces derniers sont le plus souvent bien circonscrits, et l'extrémité postérieure du cornet montre en même temps un ensellement normal.

D'ailleurs, la ponction confirmera le diagnostic.

Empyème ouvert dans l'orbite.— Cette forme est extrèmement intéressante par sa fréquence et la difficulté du diagnostic.

L'aspect des malades, avec leur tumeur siègeant au niveau de l'angle interne, est assez caractéristique. Les téguments peuvent être violacés et amincis; s'il existe une fistule, on pourra déterminer, comme nous l'avons fait dans notre observation, le siège de la perforation de l'os planum en introduisant un fin stylet dans les cellules ethmoïdales atteintes; s'il n'y a pas de fistule on attendra l'opération.

Nous savons déjà reconnaître (page 39) l'*Ectasie du sinus frontal* de cette complication orbitaire; mais il est un certain nombre de lésions de l'orbite pouvant prêter à confusion.

La plus importante est la *dacryocystite*; pour éliminer cette affection, on examinera les voies lacrymales pour se rendre

---

[1] Boyer ; Thèse de Paris, 1889.

compte s'il n'existe pas du larmoiement et si le canal nasal est perméable. Si, en pressant sur la tumeur, le pus coule dans le méat inférieur, il s'agit d'une dacryocystite, si c'est dans le méat moyen, il s'agit d'un empyème ethmoïdal.

L'*Exostose orbitaire* a une évolution moins rapide, sa consistance est plus dure : on pourra enfin pratiquer une fine ponction exploratrice.

La marche locale, la forme de la tumeur, l'âge du sujet, les commémoratifs feront éliminer les *gommes syphilitiques*, les *kystes huileux* ou *dermoïdes prélacrymaux*, les *angiomes*, les *tumeurs sarcomateuses*.

L'*Erysipèle de la face* est souvent limité, à son début, au grand angle de l'œil et à la racine du nez, mais la rougeur est plus vive, et il existe un bourrelet marginal, de l'engorgement ganglionnaire, un état fébrile, enfin il y a une marche envahissante.

On trouve dans la *ténonite* de l'exophtalmie, de la conjonctivite et de vives douleurs comme dans l'empyème ouvert dans l'orbite ; mais cette affection apparaît brusquement, et l'on trouvera du rhumatisme dans les antécédents personnels ou héréditaires du sujet.

Le *Phlegmon orbitaire* s'accompagne d'une exophtalmie marquée, la fièvre est élevée, l'abcès s'ouvre en dehors et l'on trouve fréquemment des complications redoutables ; telles que la phlébite de la veine ophtalmique et des sinus craniens, enfin l'on peut voir survenir de l'atrophie du nerf optique.

Dans l'*ostéopériostite orbitaire* on trouve de la douleur sur le rebord orbitaire, la pression faite avec les doigts introduits entre le rebord osseux et la paupière est surtout mal supportée, de plus la tuméfaction n'est plus aussi nettement localisée.

CHAPITRE IX

Traitement

Il a régné pendant longtemps une certaine confusion sur le traitement des suppurations ethmoïdales ; les uns conseillaient simplement des lavages antiseptiques et des insufflations de poudres diverses ; les autres étaient partisans de l'intervention, mais ils n'étaient pas d'accord pour préciser le genre d'opération qu'il importait de tenter.

Ce fut d'abord à la voie nasale que les auteurs songèrent, puis, en présence des difficultés que l'on y rencontre, un grand nombre d'opérateurs n'ont pas hésité à pénétrer par la paroi orbitaire interne (os planum, os unguis) pour aborder les cellules ethmoïdales.

«Il est tout d'abord, dit Ranglaret[1], un fait sur lequel tout le monde est d'accord, c'est qu'il importe d'empêcher l'accumulation du pus dans la cavité qui le sécrète, et qu'il faut favoriser son écoulement en dehors. »

Il découle, de plus, des notions anatomiques acquises, que, si ces suppurations sont si longues à guérir, c'est que les conditions dans lesquelles guérissent la plupart des abcès, à savoir l'accolement des parois et la désinfection, sont ici impossibles à réaliser. D'une part, en effet, on se trouve en présence d'une poche à parois rigides, puis-

---

[1] Ranglaret ; *loc. cit.*

qu'elles sont constituées par de minces lamelles osseuses, et, d'autre part, la pénétration dans cette poche des liquides modificateurs est extrêmement difficile. Les agents de la suppuration semblent donc devoir trouver réunies là toutes les conditions favorables à leur développement. Donc il faut : débarrasser les cavités des micro-organismes qui y pullulent, et enlever les parties malades de manière à rendre aux tissus voisins leur vitalité première.

Nous dirons donc un mot rapide du traitement palliatif pour arriver au traitement curatif, le seul qui importe.

Traitement palliatif. — Ce traitement, fort insuffisant, n'a d'autre but que de faire perdre, le plus souvent, un temps précieux et de permettre, non seulement la marche des lésions, mais encore l'apparition de redoutables complications.

Ce traitement consiste en des lavages du nez avec les solutions ordinaires d'acide borique, d'acide phénique, ou de résorcine. On peut encore insuffler dans les fosses nasales des poudres telles que le dermatol, l'iodol; enfin, on a recommandé de respirer par le nez, au moyen d'un entonnoir placé sur un bol, les vapeurs qui se dégagent de ce récipient dans lequel on a mis de l'eau très chaude renfermant une cuillerée du mélange suivant : alcool. 100. Menthol, 4.

Traitement chirurgical

Le vrai traitement de l'empyème ethmoïdal ne saurait donc être que chirurgical, la situation profonde et la complexité du labyrinthe nous le font prévoir, et rejeter les simples irrigations.

Il sera parfois nécessaire, avant de songer à une intervention curative de pratiquer des *opérations préliminaires*. Ces opérations servent d'ailleurs à s'assurer de l'exactitude du diagnostic, en rendant l'examen des fosses nasales plus facile. Elles consistent, en général, dans l'ablation des polypes que l'on rencontre si fréquemment, ou dans la résection d'un cornet hypertrophié.

Deux méthodes se trouvent en présence dans le traitement de la sinusite ethmoïdale chronique : l'une consiste dans la résection du cornet moyen, l'autre, dans le curettage des parties malades ; cette dernière constitue la méthode de choix.

Résection du cornet moyen. — Cette méthode est préconisée par Casselberry[1] (de Chicago), Flatau[2], Katgenstein[3].

On résèque ce cornet avec l'anse ou avec la pince coupante, puis on tamponne avec de la gaze iodoformée, plus tard on fait des lavages antiseptiques des fosses nasales. Casselberry considère cette méthode comme une opération inoffensive et comme un vrai traitement prophylactique des suppurations ethmoïdales. Flatau en a obtenu de bons résultats, Katgenstein prétend que l'on draine ainsi les cavités de tous les sinus.

En réalité, c'est une opération incomplète, qui n'est pas applicable aux cas les plus fréquents, c'est-à-dire aux cas où l'on rencontre des lésions osseuses.

Tout au plus, pourrait-on l'employer dans les cas récents, dans lesquels la muqueuse, qui revêt les cellules ethmoïdales, est encore peu modifiée ; elle est surtout bonne dans les cas

[1] Casselberry ; Associat de lar. amér. XVI Congrès, mai, 1896.
[2] Flatau ; *loc. cit.*
[3] Katgenstein ; *loc. cit.*

où le diagnostic est hésitant et où l'on cherche à reconnaître l'origine de la suppuration.

Curettage. — Il constitue le vrai traitement curatif.

Nous allons étudier à son sujet trois points importants : 1° Les méthodes opératoir s ; 2° leur appréciation ; 3° leurs indications particulières.

I. MÉTHODES OPÉRATOIRES. — Le curettage du labyrinthe ethmoïdal peut être pratiqué par trois voies : la voie nasale, la voie orbitaire et la voie frontale inférieure.

A. *Voie nasale.* — (Procédé de Grünwald)[1]. Cette voie est employée par Baumgarten[2] et Nicolaï.

Il y aura, en général, grand avantage à faire précéder ce curettage de la résection de la partie antérieure du cornet moyen qui masque la région.

On cocaïnise le cornet et on le coupe, en un ou plusieurs temps, avec une pince à l'emporte-pièce, ou au moyen de l'anse chaude ou froide. L'hémorragie sera arrêtée avec un tampon imbibé d'eau oxygénée. Puis on cocaïnise le méat moyen débarrassé des myxomes que l'on y trouve.

Cette opération exige deux ordres d'instruments : des pinces à l'emporte-pièce et des curettes à manche coudé ; le diamètre de la partie tranchante variera de 5 à 10 millim.

On commencera par faire exécuter à la pince coupante une série de morsures, à succession rapide, en plein tissu ethmoïdal, pour sectionner les travées osseuses d'avant en arrière. Puis, à l'aide d'une mèche de gaze, imprégnée de cocaïne au cinquième et laissée pendant cinq minutes, on anesthésie à nouveau la région.

---

[1] Grünwald ; *loc. cit.*

[2] Baumgarten ; Sur les supp. des cel. ethm. (Wien. klin., 13 octobre 1894,

On introduit ensuite une curette, d'un diamètre aussi fort que possible, de bas en haut et d'avant en arrière, derrière la masse ostéo-fongueuse aperçue dans le méat moyen ; puis avec force on ramène l'instrument en avant ; avec force, dit Luc, car on ne risque de léser aucun organe important. Donc il faut insinuer avec douceur l'instrument le plus profondément possible, puis l'extraire vigoureusement en allant, de haut en bas, d'arrière en avant et de dehors en dedans pour ménager la paroi crânienne et la paroi orbitaire.

Grünwald recommande d'aller rapidement pour ne pas être gêné par l'écoulement du sang qui masque bientôt le champ opératoire. De plus il faut opérer en une seule séance, car le sujet s'énerve au fur et à mesure que les séances se répètent.

Cozzolino se sert, pour aller ouvrir les cellules ethmoïdales, d'une sonde terminée à une extrémité par une sorte de cuiller, à l'autre par une pointe de plume.

Hajeck emploie, pour cette ponction, un petit trocart droit, sur lequel se meut un manchon laissant dépasser la pointe d'un demi-centimètre, pour éviter des désordres.

B. *Voie orbitaire antérieure.*

(Gruening, Goris, Stewart, Raoult, Röhmer, Luc).

Il sera d'une sage pratique de faire précéder l'opération par la voie orbitaire de l'extraction des myxomes par les fosses nasales ; on pourra, également, réséquer la tête du cornet moyen pour faciliter le drainage.

Dans cette méthode, on pratique une incision courbe à concavité inférieure et externe, immédiatement au-dessous de l'angle orbito-nasal. Cette incision ira jusqu'au périoste inclusivement. Puis, avec la rugine, on dénudera la partie antérieure et inférieure de la paroi orbitaire interne jusqu'au trou orbitaire antérieur, si les cellules ethmoïdales anté-

5

rieures sont seules prises, au delà si les cellules postérieures sont également envahies.

Cela fait, on recherchera la perforation de la paroi osseuse si le pus a fusé dans l'orbite, en même temps qu'on réclinera le contenu de l'orbite en dehors à l'aide d'un écarteur de Farabeuf.

La perforation sera agrandie à l'aide d'une pince coupante et l'on inspectera le labyrinthe ethmoïdal. On pratiquera alors le curettage des cavités osseuses, en étanchant le sang avec de longues mèches de gaze, imprégnées d'eau oxygénée si l'opérateur le juge nécessaire.

Le foyer, curetté, sera cautérisé avec du chlorure de zinc, puis on suturera la plaie faciale et on laissera le drainage se faire par les fosses nasales.

Quelques auteurs laissent une contre-ouverture dans la plaie orbitaire; le plus souvent, elle sera inutile. Faisons également remarquer l'inutilité du tampon que certains opérateurs introduisent préalablement dans le méat moyen par la voie nasale; ce tampon gêne les mouvements de la curette.

Variété d'incision. — Le siège et la direction de l'incision peuvent varier.

Procédé de Knapp. — L'incision part de l'angle supéro-interne de l'orbite et a l'inconvénient de sectionner le nerf frontal, et d'exposer à la section du tendon du muscle oblique supérieur.

Procédé de Chipault. — Faire, le long des deux tiers inférieurs du bord interne de l'orbite et le long du tiers interne du bord inférieur, une incision allant d'emblée jusqu'à l'os, puis cheminer sur la paroi interne à quelques millimètres en arrière du bord postérieur de la gouttière lacrymale.

Procédé de Gruening. — Large incision partant de l'angle supéro-interne de l'orbite, suivant le rebord orbitaire et descendant jusqu'au niveau de l'angle inféro-interne.

Procédé de Vieusse. — Incision de 6 centim. de long, partant de l'angle interne de l'œil et parallèle au rebord inférieur de l'orbite.

C. Voie frontale inférieure (Jansen [1]. Luc).

Par cette voie, ces auteurs se proposent de traiter, en même temps que l'empyème ethmoïdal, les sinusites voisines concomitantes (sinusites frontale et sphénoïdale).

Dans cette méthode opératoire, la brèche osseuse doit aller jusqu'à la suture fronto-nasale. Nous empruntons sa description à l'excellent article de Luc [2].

On pratiquera sur les téguments deux incisions : l'une, verticale et médiane, s'élevant vers le front plus ou moins haut et descendant sur le bord correspondant du dos, du nez, jusqu'à deux centimètres au-dessous du rebord orbitaire supérieur. A cette première incision (Luc) en est annexée une deuxième partant de la racine du nez et suivant le bord inférieur du tiers interne de l'arcade orbitaire.

L'hémostase sera assurée, puis on ruginera le périoste de façon à dénuder une partie de l'os frontal et de l'os nasal pour reconnaître soigneusement la suture fronto-nasale, qui est un point de repère important.

Alors, on attaque l'os frontal à l'aide de la gouge et du maillet, tout à fait à sa partie inférieure, à partir de la suture fronto-nasale.

Le sinus frontal ouvert, il faut étendre la brèche de bas en haut pour atteindre toutes les fongosités. Le curettage

[1] Jansen ; Sur la trépanation des cavités accessoires du nez. Arch. für Lar. und Rhin. Bd. tom. II, Heft 1893.

[2] Luc ; *loc. cit.*

de ce sinus fait, il faudra explorer cette cavité en s'aidant au besoin de la lumière électrique, pour y trouver le deuxième point de repère : c'est la gouttière formée, sur la paroi postérieure du sinus frontal, par la cellule ethmoïdale la plus antérieure (bulle frontale) ; Luc l'appelle *angle fronto-ethmoïdal.*

Cet angle est situé au même niveau que la suture fronto-nasale ; en dirigeant les coups de gouge au niveau de cet angle, en arrière et en bas, l'opérateur trouvera les cellules ethmoïdales antérieures, puis les cellules postérieures, enfin la cloison qui sépare ces dernières du sinus sphénoïdal. Dans nos recherches personnelles, nous avons trouvé que la paroi de ce sinus se trouve environ à 4 centimètres et demi de la suture fronto-nasale.

La curette complétera l'action de la gouge et amènera au dehors les lamelles nécrosées et les fongosités.

Cela fait, on suturera la plaie, le drainage nasal étant assuré par l'élargissement du canal fronto-nasal créé par l'opération elle-même.

Telles sont les trois voies employées jusqu'ici pour aborder les cellules ethmoïdales ; pour ne plus revenir sur la partie technique du traitement, il nous reste à parler des soins consécutifs.

Soins ultérieurs. — L'opérateur ayant obtenu une bonne désinfection du foyer, il ne sera pas nécessaire de renouveler le pansement avant 8 ou 9 jours, en dehors de toute élévation thermique. Au deuxième pansement, on pourra enlever les points de suture ; huit jours après, tout nouveau pansement devient inutile (Luc).

Ultérieurement, on pourra par la voie nasale détacher les lambeaux de travées osseuses ou de fongosités que la curette aura épargnés. Enfin, pour maintenir une bonne asepsie, on badigeonnera tous les jours les fosses nasales avec de l'eau oxygénée ; puis, on insufflera une poudre non irritante telle que l'acide borique, le dermatol, l'iodol.

II. APPRÉCIATION DE CES MÉTHODES. — Le procédé opératoire qui emprunte la voie nasale ne représente pas un procédé idéal. Par cette voie, l'opération est difficile, exige souvent plusieurs séances, détermine des hémorragies gênantes par leur abondance, enfin l'éclairage est extrêmement défectueux. De sorte que, si l'on peut dire que, pratiquée avec les précautions indiquées, elle est inoffensive, il n'en est pas moins vrai qu'elle échoue souvent, même entre des mains expérimentées. Cela s'explique bien en effet par les raisons que nous venons d'énumérer, et surtout par les difficultés créées par la sensibilité du malade que l'on ne peut que diminuer sans la supprimer, cette méthode excluant l'anesthésie générale.

Aussi, après une ou deux tentatives sans succès, il faudra aborder le labyrinthe par une voie plus large et plus sûre.

La voie extra-nasale, qui est employée dans les deux méthodes suivantes, offre une plus grande sécurité, car on aborde les cellules ethmoïdales, à découvert pour ainsi dire, et au grand jour.

Gruening[1] résume ainsi ses avantages :

1° Possibilité d'une inspection et d'une exploration plus directe des cellules ethmoïdales ;

2° Facilité plus grande d'enlever les végétations et les os cariés.

3° Drainage meilleur par suite de la formation d'une contre-ouverture.

Par cette voie le chirurgien est, quoi qu'on en dise, et quel

[1] Gruening : Sur un cas d'empyème ethmoïdal. Opération. Guérison. loc. cit., 1893.

que soit le soin et la douceur qu'il apporte dans sa technique de la voie nasale, à l'abri des échappées dangereuses qui peuvent survenir en haut vers l'encéphale, et, en dehors, vers la cavité orbitaire. En effet, au lieu de diriger la curette en haut et en dehors, comme on le fait dans l'intervention nasale, on la dirige, dans le cas qui nous occupe, en bas et en dedans, c'est-à-dire du côté des fosses nasales, dans la région où doivent porter les efforts de l'opérateur.

La troisième méthode, surtout préconisée par Luc, est une bonne opération, mais on ne saurait trop recommander au chirurgien, une fois l'angle fronto-ethmoïdal entamé, de diriger son instrument fortement en bas ; sans cette précaution, il s'exposerait à pénétrer dans l'encéphale, ce qu'il faut surtout éviter.

La voie extra-nasale a donné d'excellents résultats, même quand la méthode intra-nasale avait échoué, de plus, avantage énorme, elle permet de traiter du même coup les suppurations si souvent concomitantes des sinus sphénoïdaux et frontaux.

Elle présente cependant un seul inconvénient, encore est-il léger ; il consiste dans la formation d'une cicatrice au niveau de l'angle interne de l'œil, mais cette cicatrice est en général peu apparente et ne défigure pas l'individu quand la suture a été faite avec soin.

III. — INDICATIONS PARTICULIÈRES. — Luc, à ce sujet, émet quatre hypothèses ; nous lui empruntons cette classification:

1° L'empyème ethmoïdal est isolé ;

2° Il coexiste avec un phlegmon orbito-palpébral sans empyème frontal ;

3° Il coexiste avec un empyème frontal sans fusée orbitaire ;

4° L'empyème coexiste à la fois avec un phlegmon orbito-palpébral et un empyème frontal.

1° *Empyème ethmoïdal isolé.* — Nous n'avons ici ni empyème frontal, ni phlegmon orbitaire. Le curettage par la voie nasale doit être limité à ce cas, d'ailleurs rare, d'ethmoïdite isolée. Cette méthode est surtout utile dans le cas de suppuration partielle, par exemple de la bulle ethmoïdale ou du cornet moyen.

2° *Empyème ethmoïdal avec phlegmon orbito-palpébral sans empyème frontal.* — Dans ce cas, il est rationnel que l'opérateur aborde la lésion en allant à la rencontre du pus qui chemine vers les téguments. Donc, on ouvrira par la voie orbitaire antérieure.

Dans l'observation que nous publions à la fin de ce travail, ce fut à cette intervention que l'on eut recours en se contentant de donner issue au pus sans chercher à aborder la lésion osseuse ; par la fistule créée ainsi, on faisait passer des liquides antiseptiques, ressortant par les fosses nasales et amenant un lavage suffisant des cavités ethmoïdales, puisque le malade guérit.

Vieusse [1] pense que les traitements par la voie orbitaire et par la voie nasale doivent se prêter un mutuel appui ; « Il me paraît de la plus haute importance, dit le docteur Moure [2], une fois la cavité nettoyée par la voie externe, de s'assurer par l'examen rhinoscopique antérieur que tout a été parfaitement enlevé et qu'il ne se produit pas de récidive, auquel cas on agirait par la voie endo-nasale. »

3° *Empyème ethmoïdal avec empyème frontal sans fusée orbitaire.* — Cette participation du sinus frontal est une indication très nette à employer la voie frontale intérieure pour découvrir et bien curetter le foyer.

---

[1] Vieusse ; *loc. cit.*
[2] Moure, Traitement des sinusites. Revue de laryng., n° 10, 1895.

4° *Empyème ethmoïdal avec phlegmon orbito-palpébral et empyème frontal.* — Dans ce cas, il faut rechercher d'abord la perforation osseuse qui siège, soit au niveau du sinus frontal, soit au niveau de la paroi orbitaire interne. S'il existait déjà une fistule; l'introduction du stylet permettrait de la reconnaître.

On se servira du deuxième procédé opératoire, comme s'il n'existait pas d'empyème frontal, seulement ici, comme le conseille Luc, il faut également ouvrir le sinus frontal en prolongeant un peu en dehors l'incision sub-sourcilière. Après avoir décollé le périoste, on découvre la perforation osseuse, qui livre passage au pus et l'on ouvrira simultanément le plancher du sinus frontal et la paroi externe du labyrinthe ethmoïdal.

Si le sinus frontal avait des dimensions anormalement considérables, ou si l'empyème était bilatéral, il faudrait adjoindre à la brèche orbitaire ou sous-frontale une ouverture frontale antérieure permettant d'atteindre sûrement les limites extrêmes du foyer frontal, mais en laissant un pont osseux entre les deux brèches, pour respecter la forme du contour de l'œil.

CHAPITRE X

Observation

(Personnelle — Cinique ophtalmique de l'hôpital Saint-Charles)
Professeur Truc.
Empyème des cellules ethmoïdales avec retentissement orbitaire.

B..., âgé de 33 ans, tonnelier, domicilié à Montpellier, entre à la Clinique ophtalmologique, le 12 avril 1899, pour une tumeur siégeant à l'angle interne de l'œil gauche.

Dans ses antécédents personnels, on relève un chancre syphilitique, il y a cinq mois, siégeant sur le gland ; ce chancre a duré quinze jours ; les plaques muqueuses sont apparues un mois après. Pas d'affection oculaire antérieure, pas d'épistaxis, pas de gène respiratoire, pas de céphalée.

La maladie qui l'amène a débuté le 17 mars 1899 ; le malade s'aperçut, à ce moment, qu'il émettait par le nez un pus fétide et abondant. Le 2 avril, à son lever, il constata que sa paupière inférieure gauche était tuméfiée ; deux jours après, la tuméfaction devint énorme et gagna la paupière supérieure, déterminant l'occlusion de l'œil.

Il consulta alors un médecin, qui lui ordonna des lavages boriqués de l'œil et un traitement spécifique énergique (frictions mercurielles et sirop de Gibert). — La tumeur ne rétrocédant pas et les douleurs devenant très vives, surtout la nuit, le malade se décide à rentrer à l'hôpital.

A l'examen, on constate une tumeur occupant la paupière inférieure gauche, qui est rouge, tendue et dure ; la fluctuation est peu nette ; le point le plus saillant se trouve au niveau de l'angle interne, au-dessous du tendon de l'orbiculaire. La tumeur n'est pas modifiée par la pression, aucun écoulement ne se produit, soit par le nez, soit par les canalicules lacrymaux.

La paupière supérieure est tuméfiée ; la conjonctive, œdématiée, fait hernie au niveau de la commissure externe ; le malade ne peut ouvrir l'œil ; si on l'entr'ouvre, on voit que le globe est saillant, et que les mouvements oculaires sont fortement diminués. La vision est normale.

L'œil droit est sain. — Pas de diplopie.

On porte alors le diagnostic d'ostéite spécifique de la paroi orbitaire inféro-interne avec suppuration phlegmoneuse de la paupière inférieure.

Le lendemain, M. le professeur Truc pratique une ponction au niveau du point saillant de la tumeur, et il sort un liquide purulent très abondant et très fétide.

Si, par l'orifice créé, l'on introduit un stylet, on s'aperçoit qu'il se dirige horizontalement d'avant en arrière et parallèlement au plan médian ; il s'enfonce de cinq centimètres dans l'orbite le long de l'angle inféro-interne¹ et l'on sent une paroi osseuse irrégulière et rugueuse.

Si l'on étudie plus attentivement le trajet suivi par le stylet, on remarque qu'il peut suivre deux voies :

1° L'une, oblique en arrière et en dedans, va dans l'arrière cavité des fosses nasales, à travers une perforation de la paroi interne de l'orbite, et détermine le réflexe nauséeux ; l'orifice, par lequel on y accède, se trouve à trois centimètres des téguments ;

2° L'autre va directement en arrière, vers le sommet de l'orbite ;

Enfin, tout à fait à la partie antérieure, à deux centimètres des téguments, on pénètre dans des cavités et l'on y sent les lamelles osseuses ethmoïdales.

On donne à ce malade du sirop de Gibert, et on lui pratique, trois fois par jour, des lavages au sublimé à 1 p. 2000 de ses cavités purulentes, d'abord avec une seringue, puis avec un bock, possédant une canule à pointe fine. — Le liquide passe dans les fosses nasales et ressort par les narines, quand le malade penche la tête en avant.

Dans l'intervalle des lavages, on laisse un drain à demeure.

L'examen du pus, fait par nous, d'abord en nature, puis après culture sur bouillon et gélatine, donna du staphylocoque blanc.

Deux jours après, les douleurs ont disparu, ainsi que le gonflement, mais, le troisième jour, le malade arrive avec un emphysème marqué de la paupière inférieure gauche, survenu pendant qu'il se mouchait, et qui disparaît par la compression.

M. le professeur Hédon fut alors prié d'examiner les divers sinus de la face, ainsi que les fosses nasales.

Voici le résultat de cet examen :

Sinus maxillaire. — Examen négatif, transparence parfaite à la transillumination.

Sinus frontal. — Même résultat.

Fosses nasales. — Le cornet inférieur volumineux gêne cet examen.

On trouve dans le méat moyen du pus en assez grande abondance.

Ce pus semble empiéter sur la face interne du méat moyen, paraissant ainsi venir à la fois des cellules ethmoïdales antérieures et postérieures. Un stylet recourbé s'engage facilement dans l'orifice des cellules antérieures. Les parois osseuses et les cornets ne sont pas altérés.

Le diagnostic dès lors était bien : empyème total des cellules ethmoïdales gauches ayant envahi l'orbite.

3 mai. — Le pus est toujours abondant.

20 mai. — Les lésions osseuses semblent augmenter. Au niveau de l'unguis et des cellules ethmoïdales antérieures, on sent de nouvelles cavités.

On essaye un traitement plus actif : injection de 0 gr. 01 centigramme de cyanure de mercure tous les deux jours.

29 mai. — Ce traitement fatigue beaucoup le malade. On le délaisse pour revenir au sirop de Gibert.

8 juin. — La suppuration semble un peu diminuée.

1er juillet. — Amélioration notable.

20 juillet. — Le malade veut sortir, mais il est obligé de rentrer le 25 juillet, ne pouvant se soigner chez lui.

On lui continue les lavages, et il sort guéri le 10 août.

Ce malade est revu dix mois après ; son état est satisfaisant, on ne constate aucun trouble, soit du côté de l'œil, soit du côté des fosses nasales.

CONCLUSIONS

I. Les cellules ethmoïdales doivent se diviser en cellules postérieures et cellules antérieures. Ces dernières comprennent quatre groupes (Mouret) : 1° la bulle ethmoïdale ; 2° la cellule rétro-infundibulaire (ces deux groupes s'ouvrant dans la gouttière rétro-bullaire) ; 3° le groupe de l'infundibulum ; 4° le groupe ethmoïdo-unguéal (ces deux derniers s'ouvrant dans la gouttière de l'infundibulum).

II. La minceur de l'os planum et de l'unguis explique leur facile effondrement au cours des suppurations ethmoïdales.

III. L'empyème ethmoïdal est plus fréquent qu'on ne le croit.

IV. Il y a à cette fréquence des raisons évidentes pouvant se résumer dans l'infection d'origine nasale.

V. Cet empyème admet plusieurs formes : l'empyème ouvert, qui peut être isolé ou associé ; l'empyème clos et d'autres formes secondaires. Ce dernier, avec sa fusée orbitaire, constitue l'une des formes les plus fréquentes.

VI. Il coïncide très souvent avec la suppuration des sinus voisins.

VII. Les complications encéphaliques et orbitaires sont les plus redoutables. Ces dernières sont les plus fréquentes, bien que peu de faits aient été rapportés, l'attention des chirurgiens n'ayant pas été attirée de ce côté (Garail).

VIII. L'empyème ethmoïdal est une affection grave en raison de ses complications.

IX. Le diagnostic est, en général, entouré de difficultés, surtout lorsqu'un empyème clos s'ouvre dans l'orbite.

X. Le traitement médical est insuffisant. Le vrai traitement doit être chirurgical et se résume dans le curettage du foyer.

Ce curettage peut se faire par trois voies ;

1° La voie nasale ;

2° La voie orbitaire antérieure ;

3° La voie frontale inférieure.

Chacune de ces voies a ses indications spéciales.

INDEX BIBLIOGRAPHIQUE

Baumgarten. — Sur les suppurations des cellules ethmoïdales. Wiener Klin. Wochenschr., 25 octobre 1894.

Bayer. — Des kystes osseux de la cavité nasale, Th. Paris, 1885.

Berger. Les maladies des yeux dans leurs rapports avec la pathologie générale 1893.

Berger et Tyrman. — Les maladies des sinus. Recueil d'ophtalmologie 1898, p. 262.

Bosworth. — Les diverses affections des cellules ethmoïdales (Amer. larg. assoc. 1891).

— Affections ethmoïdales. New-York med. rec., 13 oct. 1894.

— Un cas d'ethmoïdite suppurée suivie d'une invasion du sinus sphénoïdal, abcès du cerveau et mort. New-York, Med. Journ., 12 octobre 1895.

Bresgen. — Sur les suppurations du nez et de ses annexes (Francfort-sur-le-Mein).

Bryan. — Contribution à l'étude des affections des sinus accessoires (New-York med. Journ 12 octobre 1895).

— Un cas d'ethmoïdite. Revue de laryng., no 10, 7 mars 1896.

—   —   New-York med. Journ., 28 janv. 1893.

— Ethmoïdite suppurée (Assoc. de laryngol. améric.) Annales des maladies du larynx, 1892, pag. 898.

Bryson Delavan. — Traitement chirurgical des affections des cellules ethmoïdales (Bul. soc. of larg. rhin. med. otol., 25 juillet 1895.

Casselberry. — Polypes du nez ; leurs rapports avec l'ethmoïdite et leur traitement par la résection du cornet moyen. Assoc. lary. améric. XVIe Congrès, Mai 1894.

Castex André. — Maladies du nez, tom. V, Traité de Le Dentu et Delbet, 1897.

Chaters J. Simond et Greville Mac Donald — Discussion sur le traitement de l'empyème des sinus accessoires du nez. Congrès annuel de l'Association méd. Britann. In Brit. méd. d., 1893, pag. 1137, 1138, 1475.

Claoué. — Traitement des sinusites ethmoïdales (Annales des mal. de l'or. du nez, n° 8, 1898).

Coueroux (Nantes). — Essai d'une théorie des fonctions des sinus de la face, des cellules de l'ethmoïde et de l'apophyse mastoïde. Annales des mal. de l'or., du lar., Mars, 1891.

Davis. — Observation. Revue de laryngol. 17e année, n° 1, 1896.

Dennis. — Un cas d'empyème du sinus frontal et ethmoïdal occasionné par une tumeur de l'oreille. Arch. of otol., n° 2, avril 1895.

Deutsche. — Les suppurations des cavités accessoires des fosses nasales. Med. Wochensch, 1893.

Dunn. — Destruction complète des cavités nasales due à la syphilis. Tom. I. méd. Journ, 20 janvier 1894.

Duplay et Reclus. — Traité de Chirurgie, 1899.

Flatau. — Soc. de laryng. de Berlin, 8 juin 1894.

Fournier (Alfred). — Des ostéites naso-crâniennes syphilitiques (Annales des maladies du larynx, mars et mai 1881. Leçons recueillies par le Dr Barthélémy.

Fuchs. — Manuel d'ophtalmologie, 1892.

Garail. — Complications orbitaires de l'empyème des cellules ethmoïdales. Th. Toulouse, 1898.

Gomis. — Abcès de l'orbite par nécrose de l'os unguis et de l'os planum. Revue int. de rhin. otol. laryngo., 25 octobre 1894.

Gougenheim. — Annales des maladies de l'oreille et du nez, 1896. Diagnostic et traitement des suppurations des sinus ethmoïdaux.

Gruening. — Un cas d'empyème ethmoïdal. Opération. Guérison. N° 1. Eye and Ear Inform. Reports, janvier 1893.

Grünwald. — Leçons sur les suppurations nasales, cons. sur les affections des sinus ethmoïdaux et sphénoïdaux. Munich et Leipzig, 1898, in-8°.

Guillermain et Tenson. — Les complications orbitaires et oculaires

des affections des sinus frontal, maxillaire, sphénoïJal. Gaz.
des hôp., n° 3, 2 avril 1892).

HAJECK. — Les affections de l'ethmoïde et leur importance (Ges. der
Aerzte von Wien, 4 mai 1892.

— Suppuration de l'os ethmoïde. Soc. imp. roy. des médecins
de Vienne, 5 et 12 mai 1891.

— Pathologie méd. thér. der Eotz Erkwank, der Menben, der
Moze. Vien., 1899.

— Internat. Klin. Rundschau, 1892, n° 50-51.

HANSELL. — Observation. Revue de laryngologie, 17e année, n° 11,
10 octobre 1896.

HEATH. — Chirurgie du nez et des cavités accessoires. Brit. méd.
Journ., 3 et 10 décembre 1892.

HEYMANN. — Société de laryngologie de Berlin, 17 juillet 1893. In
annales des maladies de l'oreille. Août 1893, pag. 717.

HILL. — Affections du sinus frontal et des cellules de l'ethmoïde, et
du sinus maxillaire, associées avec des polypes du nez. Soc.
de laryng. de Londres, 10 avril 1895. Revue de laryng.,
n° 17, 1895.

HUGUET. — Trois cas d'ethmoïdite. La polyclinique, vol. III, n° 2,
janvier 1894, pag. 25.

JAMES-NICHOLS. — Empyème du sinus frontal avec complications.
Mort. Autopsie. Wanhatten eye and ear hosp. rep., janvier 1891.

JANSEN. — Sur les trépanations des cavités accessoires du nez dans
le cas de suppuration chronique. Arch. für lary. und rhin.
B d, I 2 Heft, 1893.

JOCQS. — Complicat. ocul. des sinusites frontales. Presse méd. 1898,
pag. 321.

KATCENSTEIN.— Société de médecine d'Eberfeld in Mercredi médical,
6 juillet 1894.

KELLOG. — Empyème des sinus accessoires du nez. Journal of opht.
otol, laryngo, janvier 1894.

KLINGEL. — Cathétérisme des sinus frontaux. Soc. méd. d'Eberfeld,
in Mercredi Médical, juillet 1894.

KNAPP. — Mucocèle et empyème des cellules ethmoïdales et des
sinus sphémoïlaux causant un déplacement du globe de

6

l'œil ; opération par l'orbite. Arch. für otol. Vol. XXII, n° 3, Juillet 1893).

LACOARRET. — Empyème du sinus frontal (Revue de lary , 1er septembre 1893).

LAPALT. — Tableau statistique de 169 autopsies de sinus de la face ; rapport des empyèmes de ces sinus avec les maladies générales. Presse méd. 1899, pag. 166.

LAPERSONNE (F. de). — Congrès français d'ophtalmologie de 1898.

LAURENS. — Relations des maladies du nez et de ses annexes avec les maladies des yeux. Gaz. des hôp., 7 sept. 1895.

LE DENTU ET DELBET. — Traité de chirurgie, tom. V, 1897.

LERMOYEZ. — Diagnostic des abcès du sinus maxillaire. Sem. méd. n° 7, 1893.

— Diagn. et Traitement des sinusites de la face 1898. Presse méd., pag. 85.

Thérapeutique des maladies des fosses nasales, tom. II, 1896, pag. 141.

LICHTWITZ. — De l'empyème latent du sinus frontal diagnostiqué et traité par sa voie naturelle. Arch. clin. de Bordeaux, n° 1, 1893.

— Complications des empyèmes des cavités accessoires du nez. (Semaine médicale, 17 avril 1895).

LUC. — Contribution à l'étude des suppurations du sinus frontal et en particulier de son traitement chirurgical. Arch. int. de laryngologie, rhinologie, otologie, n° 4, 1894.

— Leçons sur les suppurations de l'oreille moyenne et des cavités accessoires des fosses nasales et leurs complications. Intracrâniennes. Chap. XVIII, pag. 1900.

MACKENSIE. — Traitement chirurgical des cavités accessoires du nez. Soc. Brit. de lary. rhin. otol., 25 et 26 Juillet 1895.

MILLIGAN. — Inflammation suppurative aiguë des cellules ethmoïdales antérieures. Brit. lary. rhin. and otol., août 1894.

MOURE. — Classification des sinusites. Presse médicale, 1893, pag. 60. Revue de laryng oto-rhino, n° 10-12-13, 1898.

— Revue internationale de rhin. oto. lary., 1893, 94-95-96-98.

— Sur le traitement des sinusites. Revue de lar., 19e année, n° 10, 5 mars 1898.

MOUNET. — Anatomie des cellules ethmoïdales. Congrès français d'oto-lar. rhin. de 1893.

Muller. — Empyème des sinus frontaux et ethmoïdaux. Bull. méd. 28 novembre 1891.

— Empyème des sinus frontaux et ethmoïdaux. Mercredi médical, 12 déc. 1894.

Myles. — Affec'ions des cavités accessoires du sinus nasal. New-York med. journ., 4 février 1893.

Nicolaï. — Ethmoïdites. Journal de l'Institut Nicolaï, n° 3, 1895.

Oaks. — Diagnostic différentiel et traitement des suppurations des cavités accessoires du nez. Med. News, 2 septembre 1893.

Ollier. — Kyste suppuré des sinus ethmoïdaux. Ostéotomie bilatérale du nez. Ablation. Guérison. Lyon méd., 3 mars 1889.

Panas — Traité des maladies des yeux. Tom. II, Masson, Paris 1894.

Pegler. — C s d'ethmoïdite antérieure. Société pratique de lary. et de rhin., in revue de lary. rhin. otol., 1er mars 1893.

Polignagni et de Vicentus. — Le mucocèle des sinus frontaux et des cellules ethmoïdales. Acad. royale de méd. et de chir. de Naples, 8 juin 1891, et Arch. ital. de laryngologie, janvier 1892.

Prôbsting (Wiesbaden). - Sur le développement des polypes muqueux du nez à la suite des suppurations des cavités annexes. Assoc. des laryng. de l'Allemagne du Sud, 11 mai 1891.

Ranglaret. — Anatomie et pathologie des cellules ethmoïdales. Th Paris, 1896.

Raoult. — Empyème des cellules ethmoïdales antérieures accompagné de nécrose de la paroi osseuse de la fosse nasale et de fistules internes. Curettage. Guérison (Revue internat. de rhinol. et d'otol., 10 mars 1895).

Raugé. — L'infundibulum et les orifices des sinus. XI° Congrès international de médecine, Rome.

Rice. — Inflammation catarrhale des sinus ethmoïdaux et attaques fréquentes de rhinite. Arch. of pédiat., juin 1891, pag. 316.

— Annales des mal. de l'oreille. Février 1899, pag. 190.

Rohmer. — Manifestations orbito oculaires des sinus ethmoïdaux (Revue méd. de l'Est, 1er juillet 1895).

Ruault. — Note sur un signe de la suppuration des cellules ethmoïdales antérieures. Bull. et Mémoire de la Société de laryngologie, d'otol. et de rhinol. de Paris, n° 9, 1892.

Rueda. — Sur un cas d'ethmoïdite, Premier Congrès espagnol

d'oto-rhino-laryngologie, tenu à Madrid du 18 au 24 novembre 1896.

SABBAZÉS ET RIVIÈRE. — In Moure. Manuel des mal. des fosses nasales, pag. 574.

SAPPEY. — Anatomie, tom. I, 1888.

SEMON. — Carie et nécrose des os du nez et du maxillaire supérieur. Abcès de la cloison. Empyème de l'antre gauche. Lary. soc. of London. 12 avril 1894.

SCHŒFFER. — Du diagnostic et du traitement des affections des cavités accessoires du nez, le sinus maxillaire excepté. Deutsch Med. Woch., nº 41, 9 octobre 1890.

SCHUSTER. — Les suppurations des cavités accessoires des fosses nasales. Deutsch Med, Wochen, 38, pag. 197, 1893.

SPENCER WATSON. — Nécrose de l'ethmoïde. Brit. Med. Journal 31 déc. 1892.

STANCULÉANU ET BAUP. — Bactériologie des empyèmes des sinus de la face. Arch. intern. de lary.-o'ol.-rhino., nº 3, 1900.

STEWART. — Suppurat. des cellules ethm. Society of London, 10 janvier 1894.

STRAZZA. — Une grosse tumeur kystique de l'ethmoïde, un cas d'obstruction complète de la cavité pharyngienne supérieure Boll. dello mal. dell'Orecchio, nº 3, 1892.

SULZER. — Névrite optique consécutive à l'ozène. Revue d'ophtalmologie, nº 1, janvier 1895, pag. 40, 47.

TESTUT. — Anatomie, tom. I, 1898.

THUG ET VALUDE. — Nouveaux éléments d'ophtalmologie 1896.

VIEUSSE. — Recueil d'ophtalmologie. Avril-Juin 1898. Mars-Avril 1899. Complications orbitaires de l'empyème ethmoïdal.

VON BRUNN. — Die nerven endingung in Riechepithel, natur forsch Gesellschaft. Rostock, 1891.

WINKLER. — Carie de l'ethmoïde d'origine syphilitique. Berlin. Klin. Woch. 8 décembre 1893.

WOAKES. — Ethmoïdite nécrosante dans ses rapports avec les polypes nasaux (Brit. med. journal. Avril 1885, mars 1892, juin 1893).

WOAKES et LENNOX-BROWN. — Nécrose ethmoïdale. Brit. med. journal, 14 janvier 1893.)

WYAT-WISGRAVE. — Ethmoïdite suppurée avec carie. Journ. of. Lary. and otol., août 1895.

ZUCKERKANDL. — Anatomie normale et pathologique des fosses nasales. Vienne 1892. Paris, 1895 Traduc. de Lichtwitz et Garnault.

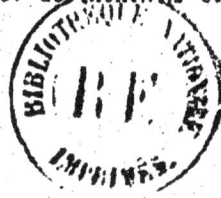

TABLE DES MATIÈRES

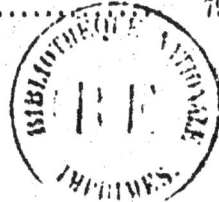

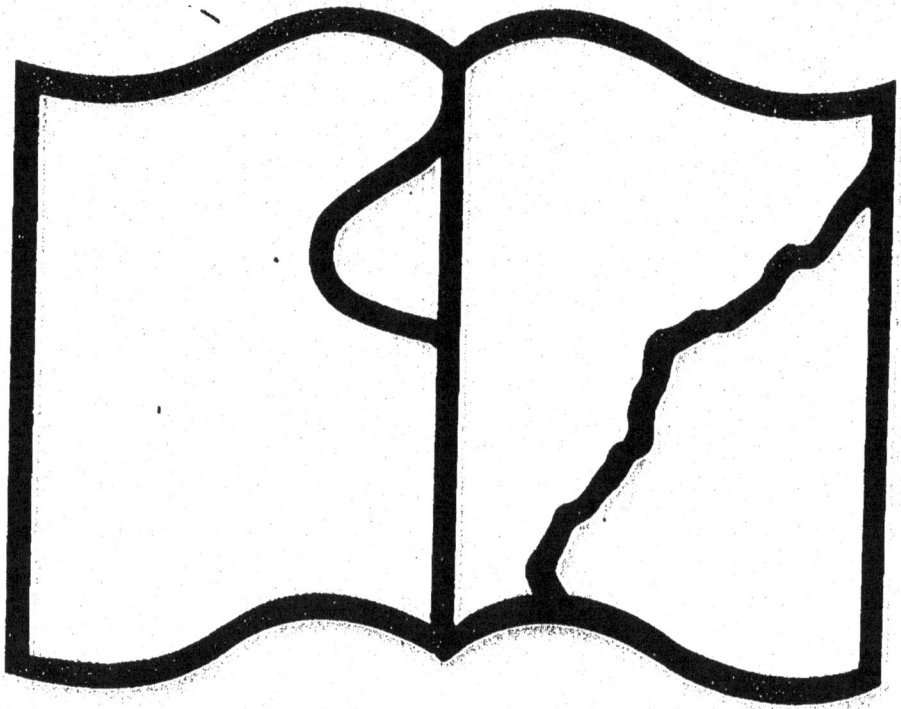

Texte détérioré — reliure défectueuse

NF Z 43-120-11

www.ingramcontent.com/pod-product-compliance
Lightning Source LLC
Chambersburg PA
CBHW050609210326
41521CB00008B/1178